KB111455

나를
기다리는
기적

나를 기다리는 기적

초판 1쇄 인쇄 2021년 7월 19일
초판 1쇄 발행 2021년 7월 23일

지은이 버나데트 로데바흐
옮긴이 양영철
펴낸이 양동현
펴낸곳 아카데미북
　　　 출판등록 제13-493호
　　　 주소 02832, 서울 성북구 동소문로13가길 27
　　　 전화 02) 927-2345 팩스 02) 927-3199

ISBN 978-89-90517-68-5 / 13510

＊잘못 만들어진 책은 구입한 곳에서 바꾸어 드립니다.

www.iacademybook.com

나를 기다리는 기적

기적은
내가 믿는 대로
그리고
행동하는 대로

버나데트 로데바흐 지음
양영철 옮김

BELIEVE IT TO RECEIVE IT

나들목

헌 사

지금 천국에 있는 나의 가장 친한 친구 듀크를 위해. 네가 나를 떠나 더 좋은 곳으로 갈 시간이 가까워지고 있다는 것을 알았을 때, 너에게 물었지. "우리는 얼마나 오래 함께할 수 있을까?" 너는 깊고 강렬하게 내 눈을 아주 깊이 들여다보았고, 메시지는 분명했어. '이 책을 끝낼 때까지.' 그때부터 우리는 글쓰기에 반드시 필요한 휴식을 얻기 위해 매일 산책을 시작했지. 산책을 하면서 나는 하트 모양의 돌을 찾아 모으기 시작했어. 그때도 정말 놀랐고, 지금까지도 나는 가는 곳마다 하트 모양의 돌을 찾고 있어. 나는 이것이, 내가 너를 볼 수는 없지만 여전히 네가 나와 함께 있다고 말하는 너의 방법임을 알아. 너는 나의 가장 친한 친구이자 지상의 천사였고, 이제는 천국에서 나를 지켜보고 있는 수호천사야. 너의 사랑 그리고 이 책이 끝날 때까지 나와 함께하겠다는 무언의 약속을 지켜 주어서 고마워.

버나데트가 하트 모양의 돌로 무엇을 하는지 알고 싶다면 방문하십시오.
BelieveItToReceiveIt.com

차례

두 번은 말하지 않을
나의 이야기

여러분은 혹시 인생의 일부 또는 모든 영역에서 길을 잃었거나, 혼자 있거나 잊혀졌다고 느끼는가? 어떤 때는 갇히거나 어두운 구석에 몰렸다고 느끼는가? 아니면 상황이 바뀌거나 나아질 거라는 희망을 빠르게 잃어 가고 있는가? 사회, 친구 또는 가족이 여러분의 상황을 절망적이라고 바라보며, 당신의 학벌이나 재정 상태, 가족 문제, 건강 상태, 당신이 과거에 저지른 일 때문에 한정적인 선택만 해 왔다고 느끼고 있는가?

그렇다면 제대로 찾아왔다. 수십억 명의 사람으로 가득찬 이 세상에서 그 누구도 길을 잃거나 외로움을 느껴서는 안 되며, 현재 상황이 어떻든 간에 누구도 포기해서는 안 된다. 왜 그래야 할까? 왜냐하면 전 세계에서 날마다 셀 수 없을 정도로 많은 기적이 누군가에게, 어딘가에서 일어나고 있기 때문이다. 왜 당신은 안 되는가? 다음 기적은 당신에게 나타날 수 있다.

여러분 가운데 몇은 어려운 상황에 놓여 있을 것이다. 그럼에도 불구하고 포기하지 말라는 내 충고가 대담하기도 하고 궁금하게 느껴질 수 있을 것이다. 그래서 여러분 가운데 몇몇은 화를 내며 방어적으로 마음의 문을 닫아 버릴 수도 있다. 그래도 상관없다. 그곳은 단지 여러분이 머물고 있는 공간일 뿐이기 때문이다. 이 책의 목적은 여러분을 그 공간에서 벗어나도록 돕기 위한 것이다. 나는 그렇게 말할 수 있다. 왜냐하면 나 자신이 몸과 마음, 영혼의 가장 어두운 곳, 나만의 생지옥에서 산 적이 있기 때문이다.

내 인생의 그 시기에 나는 …

- 나의 주치의에 따르면, 나의 다양한 병증들은 고통을 참기 힘들고 생명을 위협하는 수준이며 치료 불가능하다고 했다. 의사들은 병과 함께 살아갈 방법을 모색하거나 더 많은 약을 복용하라고 조언했다.
- 심각한 우울증과 불안감은 내게 치명적이었고, 사는 것 같지 않게 만들었다.
- 내가 없으면 갓 태어난 아들이 더 나은 삶을 살 수 있을 거라고 믿었기에, 아이를 가족에게 두고 떠나야 하는 것을 고민해야 했다.

- 공포와 절망으로 얼어붙어 다음에 무엇을 해야 할지 몰랐다.
- 말 그대로 영혼이 끝없는 절망의 나날들을 보냈고, 울면서 잠들었지만, 너무나 심한 공포와 불안 때문에 잠에서 깨면 가슴에서 심장이 터져 나올 것 같았다.
- 신에게 절규하며 왜 나를 외면했느냐고 따졌다.
- 가족의 눈을 들여다보며 다음에 무엇을 해야 할지 도움을 요청하고 방향을 물었다. 하지만 가족들은 두려움에 찬 눈으로 나를 바라보며, 나의 상황이 절망적이라는 확신만 줄 뿐이었다.

그 후 나는 나의 삶을 덮고 있던 폭풍우를 몰고 오는 회색 구름을 뚫고 빛나는 은빛을 기적적으로 발견하였다. 그 은빛은 내게 필요했던 해답들을 보여 주는 치유 도구의 형태로 다가왔다. 이 빛은 내가 간절히 바라던 기적(더 정확히 말해, 나를 기다리던 기적)으로 안내하며 '최선의 다음 단계'로 나를 이끌었다. 내가 그들을 필요로 했던 적시에 치유 도구들은 나를 치유하기 시작했다. 처음에는 나의 영혼, 그 다음에는 나의 마음, 그리고 나의 몸을. 그 도구들은 나의 삶의 모든 부분을 치유해 주었다. 기적을 믿고 기적을 맞아들이는 것만으로 '내면의 변화'가 일어났다.

내가 이야기하고 싶지 않은 치유되기 전의 나…

사실 내 인생 최악의 그 시기를 자세히 설명하는 것은 이번이 마지막이 될 것이다. 왜냐고? 그 이유는 22년간 내가 배운 많은 교훈들 때문이고, 가장 심오한 교훈은 '생각한 대로 이루어진다'는 것이다. 여기에 한 예가 있다. 내가 이 책을 쓴 2년간은, 18년 전 치유와 내면의 변화를 완성한 이후, 처음으로 내가 과거의 문제를 돌아보는 기간이었다. 공교롭게도 그 기간에, 나의 끔찍한 건강 문제 가운데 하나가 재발했다! 이것은 '생각한 대로 이루어진다'는 것을 우주가 나에게 실제로 증명해준 사건이었다. 나의 현재나 미래 체험의 일부, 현실이 되기를 바라지 않는 모든 것에 대해 말하지 않는 이유이다. 감사하게도 나는 그때 상황을 바꾸기 위해 무엇을 당장 해야 하는지를 알았다. 또한 나는 그 어느때보다도 적극적으로 이 정보를 공유하고 여러분의 삶에서 원치 않는 '일들'이 되는 생각들을 여러분이 재조정할 수 있도록 돕고 싶어졌다. 기적은 활성화되기 위해 여러분을 기다리고 있다. 당신도 당신을 기다리고 있는 기적들을 깨우는 최선의 다음 단계로 갈 수 있게 인도될 수 있다는 것을 알려 주고 싶다!

다음은 나만의 지옥(과거)과 극적인 사건에 관한 이야기다. 나는 당신에게도 가능한 변화를 설명하기 위해, 또 당신 스스로 정말 외톨이라거나 패배자라고 느끼지 않게 하기 위해 이 이야기를 공유한다. 이 책을 읽을 때, 사람들의 문제가 각각 다르다는 것을 기억하는 것이 중요하다. 나의 경우에는 문제의 대부분이 건강 문제였고, 인생의 많은 부분에 영향을 미쳤다. 다른 말로 하자면, 건강 문제는 나의 아킬레스건이었고, 내가 살아오는 동안 나의 세계에 끊임없이 침투하여 내가 가는 곳마다 신체적 고통과 정신적 고통을 만들어 냈다. 이 책을 읽으면서, 여러분의 아킬레스건에 주의하고, 그 아킬레스건이 당신의 커리어와 인간관계, 재산을 모으는 것과 자존심 등에 어떤 충격을 주었는지 주의 깊게 살펴보기 바란다. 하지만 걱정하지 마라. 이 책에서 내가 공유하는 도구들은 걱정할 필요는 없다. 이 책에서 공유하는 치유 도구들은 여러분의 삶의 모든 영역을 변화시키도록 도와줄 수 있다.

나의 이야기

25세까지 나는 지속적인 건강 문제를 겪었다. 하나가 끝나면 다른 게 오고, 어떤 때는 여러 가지 문제가 한꺼번에 터졌다. 의사들은 정기적으로 내게 이렇게 말했다. "당신에게 어떤 문제가 있는지 알 수 없군요.", "이 약이 왜 당신 몸에 반응하지 않는지 모르겠어요." 또는 "다른 약을 먹어 보고 경과를 지켜봅시다."

시간이 지남에 따라, 내 건강엔 항상 문제가 있을 거라고 예상하고 받아들이기 시작했다. 예를 들어, 사계절 내내 감기를 달고 살고, 여러 번 걸리는 독감은 그 누구보다 심하게 앓았고, 원인 불명의 통증이나 심한 위장병 문제들은 나의 일상생활을 방해했고, 그 밖의 다른 문제도 있었다. 일반적으로 기분이 나쁘고 건강이 좋지 않은 것은 그냥 나의 일부분이었다.

25~28세 사이의 기간은 내 인생 중에서 가장 어두운 시기였다. 어두운 시기는 생각지도 않은 임신으로 시작되었고, 임신은 생각지도 않은 결혼, 나의 부모님과 고향에서 몇 시간 떨어진 곳으로의 이사로 이어졌다. 그 모든 것은 정신적·육체적·경제적으로 준비하지 못했던 것이었다. 최악을 예상하는 성향이 더해져서, 가장 최악의 것이 나의 문을 두드리고 있었다.

갑자기 나의 지병에 더하여 하루 종일 입덧을 했고, 심한 우울증을 앓았으며, 불안증이 너무 심해서 집 밖에 나가지 못했다. 임신과 새로운 삶의 충격이 점차 사라지자, 나는 거의 먹을 수 없었고, 낮에는 대부분 잠을 잤고, 밤엔 거의 깨어 있다시피 했다. 불안장애는 새로운 환경의 모든 것에 대해 두려워하게 만들었다. 커튼을 내리고 문을 최대한 단단하게 닫아 걸었던 기억이 난다. 다른 사람들은 현실 세계에서 살고, 행복하고, 기분이 좋고, 살아가는 데 필요한 일을 하고 있다는 사실을 알지 못했다. 사실 나는, "내가 속으로 죽을 것 같은데 어떻게 감히 그들의 삶을 영위할 수 있겠어? 내 마음과 영혼이 살던 블랙홀이 있는 사람의 빈 껍데기일 뿐이야."라고 생각했었다. 나는 이런 날것의 감정들을 당신과 공유하고 싶다. 내가 속했던 공간을 당신에게 있는 그대로 보여주고 싶다. 그러면 당신이 우울증에 대해 더 쉽게 이해할 수 있을 것이고, 대개는 우울증에 어떤 까닭도 없다는 것을 알 수 있을 것이다. 임신과 결혼은 어떤 사람을 기쁨으로 채울 수 있다. 하지만 어떤 사람은 뇌의 화학작용 탓이든, 새로운 스트레스 요인에 대한 신체 반응 탓이든 상관없이 소용돌이에 빠져 추락할 수 있다. 또 어떤 사람은 과거의 경험과 트라우마로 인해 고통을 겪을 수 있다. 당신 자신 또는 당신이 아는 누군가가 우울증이나 불안을 겪고 있다면, 그것은 당신(그들)의 잘못이 아님을 알아야 한다. 물론 누구나 다 그런 생각을 그냥 떨쳐 버릴 수 있다는 말은 아니다!

우울증은 주로 어떤 느낌일까?

심한 우울감이나 불안을 겪어 보지 않은 사람들과 이야기를 나눌 때 알려 주고 싶은 좋은 예가 있다. 영화 『양들의 침묵』에서 나오는 한 장면에서처럼, 자신을 발견하기 위해 어느 날 갑자기 깨어나는 모습을 상상해 보는 것이다. 조디 포스터와 앤서니 홉킨스가 주연한 이 영화에서, 희생자들을 발가벗긴 채로 깊고 어두운 흙구덩이 속으로 던져 넣는다. 그런 뒤 서서히 굶어 죽게 만드는 연쇄 살인범의 이야기이다. 그리고 음……, 우울증에서 벗어나는 것 역시 깊고 어두운 흙구덩이 속에서 깨어나는 것처럼 느껴진다. 단지 흙 대신에 두려움으로 가득 차 있을 뿐이다. 여러분은 어떻게 거기로 갔는지, 왜 갔는지 전혀 알지 못한다. 빛이 없기 때문에 그곳이 어디인지, 어떻게 빠져나와야 할지도 전혀 알 수 없다. 또한 여러분에겐 그럴 힘이 없을뿐더러, 너무도 큰 무력감에 압도되어 생각이 혼란스럽고 모든 것이 희뿌옇게 느껴진다. 매우 긴 하루와 몇 달, 몇 년이 지나면서 기분은 점점 더 나빠진다. 이 깊고 어두운 악몽은 여러분을 두려움과 걱정으로 가득 차게 한다. 그리고 여러분의 마음엔 결코 탈출구를 찾을 수 없을 것 같다는 부정적인 생각들이 꼬리를 물고 생겨난다.

사랑을 약속했던 사람이 삶을 포기한 이유를 이해할 수 없다거나, 대체 어떤 사람이 긴급 구호시설에 아이를 맡기는지 이해할 수 없다고 말하는 사람들을 보게 된다. 불행히도 나는 이 모든 것들을 잘 이해할 수 있다. 왜냐하면 그들은 내면에서 이미 사형선고를 받은 것으로 느끼며, 무엇을 어떻게 해야 할지 모른다. 종종, 이들을 치료하는 의사들도 잘 모르기는 매한가지다. 나는 약 3년간 심한 우울증을 앓았는데, 의사들도 자신의 모든 지식을 동원하여 치료하려 했지만, 내가 느끼는 두려움을 없애는 데는 도움을 주지 못했다. 내가 이 책에서 설명하는 도구들을 의학적인 도움과 함께 병용했을 때, 비로소 나의 삶이 변하기 시작했다.

나는 무엇을 배웠는가?

나는 심한 우울증에 시달리면서도 한편으로는 이겨내려고 투쟁하고 있었다. 그러는 동안에 돈이나 음식을 구걸하며 길모퉁이에 서 있는 노숙자들을 함부로 판단하면 안 된다는 교훈을 얻었다. 나는 더 이상 그들이 왜 직업을 얻으려 하지 않는지, 왜 약물이나 알코올에서 손을 떼려 하지 않는지 궁금해 하지 않는다. 정신적으로나 육체적으로 또는 영적으로 건강한 사람은 노숙자로 삶을 끝내지 않을 것이다. 건강을 되찾지 못했더라면 나 역시 노숙자로 전락했거나 구호시설에 아이를 맡기고 말았을 것이다. 하지만 블랙홀처럼 어둡던 내 마음속 깊은 곳에서, 아이에게는 내가 줄 수 있는 것보다 더 많은 것을 받을 자격이 있다는 것을 느끼고 있었다.

다행히 가까운 곳에 살고 있던 이모 두 분의 도움을 받을 수 있었다. 특히 내가 새내기 엄마로 고군분투하고 있을 때(자주 그랬다!), 이모들은 줄어들지 않는 사랑으로 아낌없이 도움을 주셨다. 남편도 천사나 다름없었다. 내가 심하게 우울해 하며 침대에서 일어나지도 못하고 집밖으로 나가지도 못하고, 심지어 직장생활조차 유지하지 못할 때, 남편은 우리 가족을 부양하기 위해 하루 12~18시간을 일했다.

아이가 생후 3개월이 되었을 때, 드디어 나에게 필요한 정신과 의사의 도움을 받을 수 있었다. 그 무렵 나는 건강하고 행복하고 정상적인 삶을 누리는 것은 고사하고, 우울감과 불안 때문에 살아갈 수 있다는 믿음과 희망을 잃어버린 상태였다. 다행히도 산부인과 의사에게만은 여전히 손을 내밀며 연락을 취할 마음이 남아 있었다. 도저히 울음을 멈출 수가 없다고 말하자, 의사는 즉시 우울증을 전문으로 하는 정신과 의사를 만나 보라고 권했다. 듣고 싶었던 말은 아니었지만 나에게 가장 필요한 말이었다.

도움의 필요성을 인정하는 건 내가 한 일 중에서 가장 결정하기 어려운 일이었다. 하지만 그것은 서서히 나를 죽이는 지옥처럼 어두운 구덩이에서 탈출구를 찾을 수 있다는 첫 번째 희미한 희망의 불빛이었다.

정상적인 활동을 위해서는 약물치료가 필요하다는 사실을 인정하기도 쉽지 않았거니와, 기적을 믿는 사람들에 관해 이야기해 주는 선생님이나 멘토의 이야기도 귀에 들어오지 않았다. 이것이 바로 나의 이야기를 들려주는 이유이다. 왜냐하면 나는 이제 알고, 믿기 때문이다. 당신의 답은, 당신이 믿는 매체 속에서만 나타날 것이고, 당신은 거기에서 답을 볼 수 있을 것이다. 나의 답은 약의 형태로 왔다. 그 이유는, 내가 기대하고 요청했던 기적이었기 때문이다. 당신도 이 책에서 설명하는 도구를 사용할 때, 원하는 방식으로 기적이 나타나도록 요청할 수 있다. 다만 당신의 믿음은 이런 바람과 제휴해야만 한다. 비록 처음엔 기적이나 해결책으로 보이지 않을지라도, 그것은 당신이 가장 필요로 하는 것에 가장 가까운 것이기 때문이다.

이것이 나에게 일어났던 일이다. 정신적 고통에서 벗어나기 위해 약을 먹어야 한다는 생각이 싫었던 만큼이나, 일단 효과가 나타나기 시작했을 때는 사춘기 이전에도 이렇게 '좋은 느낌'은 느껴 보지 못했다는 걸 깨달았다. 사실 나에겐 다양한 종류의 스트레스에 적응하도록 돕는 세로토닌이나 여러 가지 화학물질이 충분히 분비되지 않고 있었다. 변화란, 심지어 좋은 변화조차도 스트레스가 된다. 내가 완전하지 않고 계획하지 않은 삶의 변화를 겪게 되었을 때 한없이 어두운 블랙홀로 빨려들어간 것은 그리 놀라운 일이 아니었다.

우울감과 불안감이 걷히기 시작할 무렵 느끼던 안도감은 말로 표현할 수가 없다. 하지만 얼마 지나지 않아 다시금 새로운 건강 문제가 발생했다. 그때는 내가 이 책에서 알려 주려고 하는 도구들을 절반 정도밖에 익히지 못한 상태였다. 그래서 병이나 인생의 극적인 사건들을 예방하는 데에 그것을 어떻게 사용하는지 모르고 있었다.

어느 날 갑자기 설명하기 어려울 정도로 심한 두드러기가 생기기 시작했다. 두드러기는 머리에서 발끝까지 번지며 온몸을 점령해 나갔고, 언제 내 기도를 막아 숨을 멈추게 할지 알 수 없었다. 공공장소에 있거나 두 살짜리 아이와 단 둘이 집에 있을 때면, 에피네프린 주사를 사용해야 할 상황이 발생할까 봐 끊임없이 전전긍긍하며 두려움에 떨었다. 설상가상으로 남편과 나는 집을 잃을 처지가 되었는데, 영원히 계속될 것 같은 두려움이 엄습해 왔다. 하지만 일단 이 책의 모든 도구들을 나의 건강과 재정적인 부분에 적용하기 시작하자, 문제들이 빠르게, 기적적으로 해결되기 시작했다.

당신도 레몬으로 레모네이드를 만들 수 있다! 보드카는 필요없다!

이 책에서 여러분과 공유하려는 정보들은 여러 면에서 내 목숨을 구한 방법이기도 하다. 나에게 있는 신체적인 문제를 치유하는 데 도움이 되었을 뿐만 아니라, 가족의 경제적인 어려움을 해결하는 데도 도움이 되었다. 그리고 우리 식구가 길거리로 내몰리지 않은 이유도 되었다.

어떻게 그런 일이 가능했을까? 이 도구들은 나와 남편을 적절한 시기에 필요한 장소와 사람, 그리고 필요한 물품을 얻을 수 있도록 이끌었다. 당시에 남편은 알아차리지 못했지만 말이다. 내가 이 책에서 말하려는 핵심이 바로 그것이다. 남편은 이 도구들을 사용하는 데 적극적이지 않았다. 하지만 그 도구들은 우리 두 사람에게 도움이 되도록 계속 작용하고 있었다. 남편은 기적이나 기도, 영적인 것이나 신에 관한 이야기들을 별로 좋아하지 않는다. 만약 여러분이 내 남편에게 절망적이던 그 시기를 어떻게 극복했느냐고 묻는다면, 그저 고단했다거나, 행운이 찾아왔다거나, 그것들은 단지 생각에 지나지 않았다고 말할지 모른다. 그러나 나는 그 생각들이 우리의 기도에 실제로 응답하고, 우리의 상황에 기적의 해결책을 제공한 사건으로 이어지게 했다고 믿는다. 그리고 그 생각이 바로 '내면의 안내자'였다는 것을 지금은 알고 있다. 여러분들이 무엇을 영감의 불꽃이라고 부르는지는 중요하지 않다. 중요한 것은, 행동을 취하는 것이고 의심하지 않는 것이다. 나는 남편의 육체적

서문 _ 두 번은 말하지 않을 나의 이야기

인 노력(매일 출근)이 우리의 변화된 삶에 크게 기여했다는 것에 전적으로 동의한다. 그렇지만 그 이상의 것이 있었던 것도 사실이다. 바로 내가 뒤에서 몰래 하고 있던 일이다. 그것 역시 내가 이 책에서 독자들과 공유하려는 것이다. 즉 내면의 안내자를 이용하여, 발견하고자 하는 답을 찾거나 청원하는 방법이다. 이것은 여러분에게 큰 전환점이 되어 줄 것이다. 특히 능력이나 자원이 부족할 때, 여러분에 곁에 있는 '절대자'가 다른 사람과 장소, 사물, 그리고 여러분을 대신하여 내가 건강 문제를 이겨냈던 것처럼 작용할 것이다.

이 책은 여러분에게 쉽게 실행할 수 있는 활성화 단계를 제공한다. 비록 터널 끝에 빛은 보이지 않지만, 어둠에서 벗어날 길이 있다는 걸 믿을 수 있도록 도울 것이다.

당신이 추구하는 아래의 기적이 필요한지 아닌지는 중요하지 않다.

- 필요한 해결책, 기도에 대한 응답, 희망 또는 내면의 안내자 등.
- 당신이나 또는 당신이 사랑하는 사람. 심지어 당신이 관심을 갖지 않는 사람들.
- 기적, 신, 절대자를 믿는 사람 또는 기적을 믿지 않는 사람.

기적을 활성화하는 과정을 시작하려면 약간의 믿음과 희망이 필요하다!

과정을 밟을 때 유의할 사항

나는 이 책에서 제시하는 도구에 의해 활성화되는 예상치 못한 힘을 설명하기 위해 '절대자'라는 단어를 사용한다. 가능한 한 많은 사람들에게 다가가기 위해 다음과 같이 하려고 한다. 믿음을 잃은 사람들(한때 내가 그랬던 것처럼), 그리고 (남편처럼) 삶에서 더 많은 기적을 받고 싶어 하지만 '신', '믿음', '기적' 등의 단어를 받아들이기 어려운 사람들은 '절대자'를 '위대한 권능', '하느님', '하나님', '야훼', '여호와', '우주', '우주의 기운', '천사', '안내자', '고귀한 자아' 등으로 대체해도 된다.

주목하기

이 책은 의사, 약물 치료, 의학적 치료를 대체하기 위한 것이 아니다. 의료 전문가 및 처방된 약물과 함께 활용하는 것이 좋다. 그러나 이 책에서 설명하는 내용은 여러분이 받고 있는 모든 자기 관리 및 의료 서비스의 효과를 긍정적인 방향으로 향상시켜 줄 것이며, 경이로운 결과를 불러 올 것이다.

지금부터 여러분의 기적을 활성화해 볼까요?

PART

1

단잠을 깨운
첫 메시지

처음엔 막 잠들려고 할 때 그 메시지가 나타났다. 그것은 문장의 형태로, 고장 난 녹음기가 돌아가는 것처럼 내 머릿속에서 반복적으로 되풀이되었다. '네 영혼 깊은 곳엔 비밀이 있단다. 네 영혼 깊은 곳엔 비밀이 있단다. 네 영혼 깊은 곳엔 비밀이 있단다….'

이 문장은 나의 목소리로 들려왔지만 어디서 오는지는 알 수 없었다. 하지만 신기하게도 내가 미쳐 버릴지도 모른다는 생각은 들지 않았다. 그 대신 나의 내면에서는 이 정보가 매우 중요하며, 즉시 기록해 두어야 한다는 인식이 생겼다. 왜냐하면 언젠가는 다른 사람들과 공유하게 될 거란 생각이 들었기 때문이었다. 하지만 나는 그것을 적지 않았다. 당시에는 이 문장이 왜 그렇게 중요한지, 언제 공유해야 하는지 이해하지 못했다. 내가 그 문장을 적어 두면 메시지가 반복되지 않을 거라는 직감이 있었지만 그렇게도 하지 않았다.

결국 나는 그것을 적지 않았다. 이런 일이 일어날 때마다 나 자신에게 말했다. 내가 깨어났을 때 ― 물론 그렇게는 하지 않을 것임을 알았지만 ― 그 문장을 적을 것이라고. 일반적인 자장가와 다르게 나를 깨어 있게 하려는 그 반복되는 흥얼거림을 차단하려고 애썼다. 샤워를 하거나 청소 또는 운전을 하고 있을 때 ― 즉 내가 무엇을 하는지 굳이 집중하지 않아도 되는 일을 하고 있을 때마다 이 성가시고 끈질긴 문장은 반복되었고, 나는 그것을 계속 무시했다. 메시지는 약 1년간이나 이어졌다. 그러던 어느 날, 전혀 뚜렷한 이유도 없이, 나 자신에 놀라면서 그 문장을 마침내 노트에 적었다. 그러자 갑자기 마법과도 같이 또 다른 메시지가 나타났다.

'네 영혼 깊은 곳엔 비밀이 있단다. 그걸 찾고 싶지 않니? 아니면 네 자신을 계속 어둠속에 남겨 두고 싶니? 영혼의 메시지를 따라 여정을 시작할 준비가 되었다면 지금 페이지를 넘겨 봐.'

노트에 메시지를 전부 적었을 때, 나는 놀라움과 어리둥절함을 동시에 느꼈다. 이 문장은 내게서 비롯되었지만 마치 다른 곳에서 온 것처럼 느껴졌기 때문이다. 내 머릿속으로 다운로드되는 것처럼 느껴졌지만 목소리는 분명 내 것이었다.

노트를 치우자 자장가도 멈추었다. 그리고 두 번 다시 그 소리를 들을 수 없었다!

그때는 1997년이었고 나는 24세였다. 그 직후 나는 임신을 했다는 사실을 알게 되었다. 이로 인해 앞서 언급했던 인생의 하향곡선이 시작되었고, 궁극적으로 내가 어둠에서 벗어나는 데 필요한 내면의 안내자와 도구를 요청하도록 나를 이끌었다.

나는 종종 내가 좀 더 빨리 내면의 안내자를 요청했더라면 어땠을지, 어둠에서 좀 더 빨리 벗어날 수 있지 않았을지 궁금해 하곤 한다. 사실 나는 이 일을 다시 떠올리지 않았고, 18년이나 지난 뒤에 우연히 오래된 노트를 다시 발견할 때까지 신비로운 그 메시지의 중요성을 깨닫지 못하고 있었다. 그때 나는 41세였고, 24년간 헤어스타일리스트로 일하다 그만둔 상태였다. 당시 나에겐 감당하기 어려울 정도로 단골 고객이 많았기 때문에, 사람들은 그 어느 때보다도 돈을 많이 벌고 있는 시기에 떠나는 나를 의아하게 생각했다. 나는 모든 헤어스타일리스트들이 선망하는 위치에 있었다. 하지만 어떤 이유에선지 바쁠수록 비참하다는 생각이 머리를 떠나지 않았다! 이것은 나에게 풀리지 않는 수수께끼였다. 왜냐하면 오랫동안 내 커리어에 매우 만족하고 있었는데, 단 하룻밤 사이에 반대로 느끼기 시작했기 때문이다. 겉으로 봤을 때 아무것도 변한 것이 없지만, 설명하기 어려운 내면의 깊은 곳에서 나는 변하고 있었다. 나의 감정의 급격한 변화는 내면의 안내자가 나에게 이야기를 하고 있다는 사실을 웅변해 주었다. 나는 그 내면의 목소리를 듣게 되었고, 그것은 나에게, 해야 할 중요한 일이 있고, 나를 기다리고 있으며, 앞으로 나아갈 시간이라고 했다.

그때 나는 은퇴를 결심하고 내면의 안내자에 따라 커리어에 변화를 주기로 마음먹었다. 내가 뭘 어떻게 하려고 했을까? 전혀 몰랐다! 그저 답이 필요할 때 내면의 안내자가 나에게 다음 최선의 단계를 말해 주길 기다리며, 가장 좋아하는 일을 하기 시작했다. 나는 먼저 집을 깨끗이 청소하기로 했다(7장에서 더 설명하겠다). 내가 오래 된 노트를 우연히 훑어본 것은 바로 이 정리 기간 중이었는데, 노트에 적어 둔 그 문장을 읽자마자 바로 스위치가 켜지는 느낌이었다. 18년 전에 문장을 적은 뒤로 줄곧 꺼져 있던 스위치였다. 갑자기 머릿속에 어떤 그림들이 마구 떠오르기 시작했다. 거기엔 내가 미래에 워크숍을 진행하고 있는 장면, 이 책을 쓰고 있고 있는 모습, 다른 사람들에게 내가 삶을 변화시키기 위해 18년간 배우고 사용했던 여러 가지 도구들을 가르치는 사진들이 있었다. 내가 요청한 내면의 안내가 도착한 것이다!

기적의 도구에 접속하라

혹시 하루를 시작하는데 뇌의 전기스위치 중 하나가, 나머지 스위치와 함께 시작하는 것을 잊은 것처럼, 전원이 켜져 있지 않은 것 같다고 느낀 적이 있는가? 나는 이런 일을 당신의 절대자와 내면의 안내자인 고도의 에너지원에 플러그가 꽂혀 있지 않기 때문이라고 말한다. 좋은 소식은, 원할 땐 언제든 다시 그 에너지원에 접속할 수 있다는 점이다. 그리고 이것은 내가 여러분과 공유하려고 하는 기적에 다가가는 기술이다. 즉 당신이란 사람의 자아 외부에 안내를 요청하는 시각화를 통해, 당신이 갖고 있는 에너지원에 의도적으로 재연결하는 것이다. 우리가 흔히 알고 있는 기도나 시각화 명상과 비슷하다.

매일 아침, 이 고도의 에너지원에 접속할 수 있다면, 긍정적인 기대감으로 하루를 시작할 수 있다. 이를 규칙적인 일상에 통합하기 위해서는, 아침에 샤워를 하는 동안 플러그를 꽂듯이 접속하는데, 이것은 시각화를 위한 매우 강력한 방법이며, 눈을 뜨고 있을 때는 차 안에서 운전하는 동안에도 할 수 있다!

스트레스 가득한 하루를 보냈거나, 피곤하고 짜증이 나고, 또 길을 잃었거나 우울할 때 이 도구를 사용하면 좋다. 이러한 상태는 '고도의 에너지원'과 내적 연결이 끊겼다는 것을 의미한다. 당신이 바라는 기적에 다가가기 위해서는 다음 단계로 이끌 응답을 의도적으로 요청하는 이 내적 연결이 반드시 필요하다. 시간과 장소는 중요하지 않다.

기적에 접속하는 시각화 도구

1. "지금 나를 _____으로 감싸 주세요."라고 말한다.
   (선택한 단어를 밑줄에 채운다. 더 강해진 힘, 신, 하느님, 우주 등등.)

2. "내 인생의 모든 영역에서, 특히 _____에 대해 당신의 명확한 지침(선명한 안내)를 받을 수 있도록 도와주시길 요청합니다."라고 말한다. (걱정하고 있거나, 잃어버리거나, 도움이 필요한 부분을 포함한다.)

3. "감사합니다. 감사합니다. 감사합니다."라고 말한다. 큰 소리로 세 번 복창한다.

4. 이제 눈을 감는다. 다이아몬드 에센스와 치유의 속성 그리고 아주 선명한 안내와 무조건적인 사랑으로 이루어진 고귀한 에너지가 밝고 하얀 빛을 내며 당신을 둘러싸고 보호하는 모습을 상상한다.

5. 코를 통해 숨을 들이마시고 뿜어내며 심호흡을 한다. 밝고 하얀 빛이 당신의 몸과 마음, 영혼의 모든 영역을 치유하는 것을 느낄 수 있다고 상상한다. 코를 통해 숨을 내쉬며 걱정거리와 근심을 날려버린다. 만약 당신이 샤워를 하고 있다면, 이 걱정과 근심이라는 묵은때를 쉽고 간단하게 씻어 내려 배수구로 흘려보내고 있다고 상상한다. 현재 앉아 있거나 서 있다면 그저 땅속으로 내려보낸다고 상상하면 된다. 이 오래된 에너지는 이제 대자연을 통해 긍정의 에너지로 전환될 것이다.

6. 에너지를 변화시킨 대자연에 감사를 표현하는 자신의 모습을 상상

한다.

7. 정화된 밝은 빛을 상상하며 심호흡을 세 번 더 한다. 편안하고 느긋해질 때까지 더 해도 된다.

8. 이제 두 손을 포개어 심장이 있는 부분에 올려놓는다. 가슴에서 전구 크기로 아름답게 빛나는 하얀 빛을 통해 자신만의 고유한 본질을 보거나 느낄 수 있다고 상상한다. 바로 이것이 당신을 안내하는 내면의 빛이자 나침반이다.

9. 심호흡을 세 번 더 하고, 숨을 내쉴 때마다 내면의 빛을 밖으로 발산한다. 이것은 당신의 절대자(위대한 권능)와 연결되어, 마치 당신이 태양의 중심인 것처럼 모든 방향으로 뻗어나가는 부챗살 모양의 아우라가 된다. 이 빛이 당신을 통해 하늘로, 그리고 대자연의 중심을 향해 아래로 뻗어나간다고 상상한다.

10. 이제 큰 소리로 말한다. "절대자의 에너지와 연결하게 해 준 신성한 빛이여, 감사합니다. 이제 나는 하루 종일, 어디를 가든, 누구와 있든, 무엇을 하든 선명한 안내와 보호를 받을 것입니다. 나의 하루는 이제 인생의 모든 영역에서 최고의 가능성을 가진 기적으로 충만할 것입니다. 감사합니다. 감사합니다. 감사합니다!"

이제 당신은 내면의 안내자, 당신을 보호해 주는 절대자와 연결되었으므로, 하루에 무엇을 하더라도 자신감을 갖게 될 것이다. 매일 아침마다 이 도구를 사용하여 의식을 강화하라. 이 도구는 많이 사용하면 할수록 당신을 더욱 강하게 만들어 줄 것이다. 그리고 다시는 의심하지 않게 될 것이다!

기적으로 안내하는 도구

초자연적인 힘(신·우주 등)은 항상 우리와 소통하고 있다. 오늘 또는 지금 이 순간에도 당신은 기적으로 향하는 '최선의 다음 단계'로 안내 받고 있다! 문제는, 우리가 이 특별한 언어를 읽는 법을 배우지 않았다는 점이다. 그래서 우리에게 다가오는 메시지를 의심하거나, 우리를 안내해 주는 신호를 믿지 못하는 것이다.

많은 사람들은 이것이 논리적으로 보이지 않다거나, 사실이라 하기엔 너무 달콤한 이야기라고 생각한다. '어떻게 내가 찾고 있는 답이 그렇게 쉬울 수 있겠어?'라며 의아해 한다. 그래서 내면의 안내자가 말도 안 되는 것임을 밝히려고 많은 시간을 허비한다. 그러다 마침내 기회가 지나가 버리거나 사라지는 순간에서야 종종 그것을 따르기로 결정하곤 한다. 하지만 이런 상황이 되더라도 걱정할 필요는 없다. 왜냐하면 절대자에게서 응답 받을 수 있는 단계를 밟으면, 안내와 기회는 계속될 것이기 때문이다. 이 도구는 내가 가장 좋아하는 도구 가운데 하나이며, 내면의 안내자에 대해 확신을 갖도록 여러분을 도울 것이다.

여러분은 이미 보고 느끼면서 내면의 안내를 받고 있다

스트레스를 받고 있거나 당장 결정적인 응답이 필요할 때 우리는 혼란을 느낄 수 있고, 이때 '절대자'와 '내면의 안내자'와 소통할 수 있는 여러 가지 방법이 있다. 그리고 아주 간단하게 사용할 수 있는 놀랍도록 손쉬운 도구가 있다. 나는 이 도구를 고객들과 함께 자주 사용하는데, 고객이 느끼고 보는 것에 초점을 맞춤으로써 아주 쉽게 긴급한 시기에 배우고 기억해서 사용할 수 있다. 이것은 최선의 다음 단계를 파악하는 데도 도움이 된다.

사용법

현재 특정한 상황이나 어려움에 직면하고 있을 때, 이를 다루는 데는 두 가지의 선택지가 있다. 왼손과 오른손에 각각의 선택지를 올려놓고 어느 것이 좋을지 다음과 같이 자신에게 물어본다.

선택지 중 하나가 다른 것보다 가볍거나 또는 무겁게 느껴지는가? 하나의 선택지가 다른 것에 비해 기분이 좋게 느껴지는가? 아니면 나쁘게 느껴지는가? 또는,

두 가지의 선택지에 대해 상상할 때, 어느 것이 더 밝거나 가볍게 느껴지는가? 또 어떤 것이 더 어둡거나 칙칙해 보이는가? 아니면,

만약 하나의 선택지로 나아갔을 때, 긍정적인 미래를 쉽게 상상할

수 있는가? 선택지를 고르는 또 다른 방법은 각각의 선택지가 당신을 어디로 이끌지 자신에게 물어보는 것이다.

이 방법은 처음에는 쉽지 않을 수 있다. 그럴 경우 두 가지의 선택지를 각각의 용지에 적어 한 손에 하나씩 잡아라. 용지 가운데 하나가 더 가볍거나 밝아 보이고, 둔탁하거나 칙칙하다는 느낌이 들 것이다. 또는 용지 가운데 하나가 더 무겁거나 더럽게 느껴지고 매력적이지 않다고 느껴질 수도 있다.

참고

메시지는 미묘하게 다가올 수 있다. 그러므로 즉시 메시지를 받지 못하더라도 안전부절못하거나 걱정하지 않아도 된다. 대부분 다른 사람에게서보다 자신에게서 더 강력한 내면의 안내자를 느낄 수 수 있고, 우리 모두는 그런 능력을 갖고 있다. (정보를 얻는 주요 원천은 자신의 감정에서 비롯되며, 다른 사람은 당신을 봄으로써 정보를 얻는다.) 위의 방법을 더 많이 사용하면 할수록, 내면의 안내자 역시 점점 더 뚜렷해질 것이다. 내면의 안내자를 신뢰하게 되면, 보는 것과 느끼는 것 모두를 통해 더 많은 안내를 받을 수 있다!

이 도구는 모든 일에 사용할 수 있다!

다음은 내가 좋아하는 몇 가지 사례이다.

- 운전 : 조금 늦게 출발했는데 신호등에서 멈춰 있어야 할 때, 제시간에 도착하려면 어느 방향으로 가야 할지 내면의 안내자에게 물어본다. (한 방향이 다른 방향보다 밝아 보이거나 기분이 좋아지는지.)
- 게임 : 룰렛을 할 때, 빨간색과 검정색 중 하나를 선택하거나 숫자를 선택할 때 내면의 안내자에게 질문하는 방법을 사용한다. (특정한 숫자가 다른 숫자보다 더 매력적으로 느껴지고, 그 숫자를 볼 때 기분이 좋아진다.) 슬롯머신을 고를 때도 이 방법을 사용한다. (내 이름을 부르는 것처럼 기계 일부에서 빛을 발산한다.) ※ 추가 사항 : 이 도구를 사용한 뒤로는 들고 간 돈보다 돈을 더 적게 갖고 돌아온 적이 없다.
- 시험의 객관식 문제 : 나는 공부하지 못한 문제가 나오거나 어떤 답이 맞는지 확신할 수 없을 때 사용했다. (어떤 하나를 선택했을 때 다른 것을 선택했을 때보다 더 대담하게 느껴지고 기분이 좋아진다.)
- 두 대의 차량 중 하나를 선택하여 구매 : 남편은 자신의 자리 옆에 앉을 수 있는 유일한 사람은 나라고 말한다. 그리고는 시험운전을 하지 않고서도 내가 그 차를 살 것인지 말 것인지 알 수 있다고 말한다. (이 경우, 그중 한 대가 이미 내 차인 것처럼 느껴지거나, 차 안에 있으면 안락한 집에 있는 듯한 느낌이 들었을 것이다. 때로는 미래의 어느

시점에 차 안에서 찍은 가족사진을 떠올릴 수도 있을 것이다.)

- 내 친구는 결정을 내릴 때 두 가지 선택지 중 두 번째 것을 선호한다 : 나는 종종 그녀가 제안하는 것을 선택하도록 안내를 받곤 하는데, 그 제안에 좋은 느낌(소름이 돋거나 머리카락이 쭈뼛 서는 느낌)을 받는다.

- 나에게 제안된 두 가지 선택지 중 하나를 선택한다 : 면접을 보려고 대기실에서 기다리는 동안, 내가 이미 집에 돌아가 있음을 느끼거나, 미래에 여기서 일하고 있는 나를 느낄 수 있다. 또는 내가 일할 곳이 아니라는 걸 즉시 알 수 있다.

의식하고 있어라

내면의 안내자를 느끼거나 한 번 접하고 나면, 쉽게 할 수 있는 여러 가지 활동(밤에 잠자리에 들거나 샤워를 할 때, 청소를 하거나 운동하고 있을 때처럼)을 할 때 떠오르는 생각에 주의를 기울여야 한다. 이때쯤이면 무작위로 아이디어를 떠올리거나 생각할 수 있게 된다. 이것이 내가 내면의 안내자의 소리를 듣기 시작한 방법이다. 만약 내가 그때 이것을 인정하고 '나의 최선의 다음 단계'가 무엇이냐고 물어봤더라면, 내 인생이 어떻게 달라졌을지 지금도 가끔 궁금하다.

—— 1주차 활성화 단계 : 최고의 다음 단계 선택 ——

기적을 활성화하기 위해서는, 각 장에서 배운 도구를 가져와 실행 단계에서 실생활에 통합해야 한다. 이렇게 해야 기적의 활성화 과정을 시작할 수 있다. 이 첫 번째 실행 단계는 어렵지 않다. 자신이 선택한 절대자를 불러낸 뒤에, 당신이 가진 문제에 대해 명확한 안내를 요청하는 것이다. 이 책을 예로 들어 보겠다.

절대자를 불러내어 "이 책의 정보와 관련해서 나에게 가장 좋은 다음 단계는 무엇인가요?"라고 묻는다. 다음 선택지들을 살펴보면서 조용히 또는 큰 소리로 질문한다.

1. "지금 페이지를 넘겨 경이롭고 이상적인 삶을 창조하기 위해 '나를 기다리는 기적'의 여정을 시작할까요?" 그리고 페이지를 넘긴다고 상상해 보자. 다음 페이지는 당신이 찾고 있는 답이 들어 있는 것처럼 밝고 가벼운가? 아니면 페이지를 넘기기 싫거나 어둡거나 무거운 느낌이 드는가?
2. "지금 이 책을 접고 아직은 '나를 기다리는 기적'의 도구를 배우기에 가장 이상적인 시기가 아니라는 것을 인정하고, 나중에 사용할 수 있도록 보관해 둬야 할까요?" 나중에 사용하기 위해 이 책을 테이블이나 책꽂이에 꽂아 놓는다고 상상한다. 이것을 선택한 뒤 안심이

되었는가? 아니면 바로 다시 집어 드는 자신의 모습을 볼 수 있는가?

3. "이 책이 나를 위한 것이 아니라는 사실을 인정하고, 내면의 변화를 이룰 준비가 된 사람에게 건네줘야 할까요?" 이 책을 다른 사람에게 건네준다고 상상한다. 그 이미지가 선명해 보이는가? 아니면 기분이 언짢거나 불편한가? (만약 이 책을 넘겨주도록 내면의 안내를 받는다면, 이 책을 다른 사람과 공유해 주어서 고맙다! 당신의 여정에 축복이 있길 바란다!)

페이지를 넘겨 '나를 기다리는 기적'의 여정을 시작한 것을 축하한다! 다음은 이 책을 사용하면서 기적과 함께할 수 있는 몇 가지 유용한 힌트이다.

각 장의 마지막 부분에는 시각화를 위해 설계한 2개의 긍정적인 확언을 제시한다. 이를 도려내거나, 빈 종이에 그대로 옮겨 적어 벽에 붙여 놓고 사용한다.

- 집과 자동차, 직장 또는 원하는 곳에, 이 긍정의 문구를 붙여 둔다. 이 아이디어는(의식적 무의식적으로) 확언을 반복적으로 보기 위한 것이다. 이 방법은 생각을 활성화하고 뇌를 재가동하고 기적을 가속화하는 데 도움을 줄 것이다.

- 새로운 긍정적인 생각들을 반복하면 오랫동안 지니고 있던 부정적인 생각들이 없어질 것이다. 현실로 이루어지기를 바라는 것들을 지속적으로 보고 말하는 것은, 의식과 무의식의 단계에서 원하는 삶을 끌어들이고 창조할 수 있도록 도움을 줄 것이다.

나는 이제

기적의 삶을 향해,

다음 단계로 나아가기 위해

확실한 안내를

받을 것이다.

기적에 접속하는 방법

본격적인 준비를 위해 휴대폰을 내려놓고 책을 읽는다.

1. 큰 소리로 말하라. "(절대자여) 지금 나를 둘러싸 주십시오. 그리고 내 인생의 모든 영역, 특히 _____에 대해 당신의 결정적이고 명확한 안내를 믿고 받을 수 있도록 도와주세요."

2. 눈을 감고, 다이아몬드의 정수와 치유의 특성, 확실한 길잡이, 무조건적 사랑이 당신을 둘러싸고 있음을 상상한다.

- 코로 숨을 깊게 들이마시면서, 빛이 당신의 몸과 마음, 영혼을 치유하고 있음을 상상한다. 입으로 숨을 내쉬면서 모든 근심과 걱정을 덜어낸다.

- 심호흡을 세 번 하고, 편안한 느낌이 들 때까지 시각화를 계속한다.

- 두 손을 가슴 위에 올려놓고, 똑같이 아름다운 빛을 내면에서 보고 느낄 수 있다고 상상한다.

- 심호흡을 세 번 더 하고, 숨을 내쉴 때마다 마음속의 빛이 밖으로 뻗어나가도록 확장한다. 이는 절대자와 연결되어, 당신이 태양의 중심이 된 것처럼 사방으로 빛이 뻗어나가며 부채 모양의 아우라가 될 것이다. 이 빛이 당신을 통해 하늘로, 대자연의 중심을 향해 아래로 뻗어나간다고 상상한다.

- 크게 소리 내어 말한다. "내가 어디를 가든, 무엇을 하든, 하루 종일 명확한 안내와 보호를 받을 수 있도록 절대자와 연결해 준 신성한 빛에 감사드립니다. 이제 나의 하루는 최고의 가능성과 기적으로 충만할 것입니다. 감사합니다. 감사합니다. 감사합니다!"

기적을 받아들이기 위해
믿음을 강화하라
하루빨리!

앞 장에서는 절대자를 불러내고 안내를 요청하는 방법에 대해 설명했다. 지금 당신이 2장을 읽고 있다면, 페이지를 넘겨 이 책을 계속 읽으라는 안내를 받았으며, 내적 전환을 이룰 준비가 되어 있음을 의미한다. 나 역시, 당신이 발견하고자 하는 기적을 향해 최선의 다음 단계를 안내 받았을 거라고 믿는다. 이번 장에서는 과정의 속도를 높이는 방법을 설명하려고 한다. 절대자에게 계속 접속하고 있으면서 내면의 안내자에게 날마다 요청해야 한다는 점을 기억하라.

믿음을 가속화하는 방법

자신이 믿는 것 이상으로 당신의 능력을 더 많이 믿어 주는 사람이 있는가? 그들이 당신을 믿어 준 결과, 당신 역시 자신의 능력을 믿게 되었는가? 만약 그렇다면 당신은 축복 받은 사람이다! 이것은 당신이 원하는 기적에 훨씬 더 빨리 다가갈 수 있도록 하는 매우 강력한 성분을 지닌 촉진제다.

이것이 나를 집으로 돌아가게 했을 때

나는 가족이 매우 어려운 상황에 처했던 2008년에, 이 강력한 도구를 깨우칠 수 있었다. 그때로부터 3년 전, 지칠 대로 지친 나는 삶과 영혼에 더 큰 의미를 부여할 새로운 직업을 찾고 싶어서 처음으로 미용실 일을 그만두었다. 다섯 살 된 아들과 집에 머물고 있었고, 남편의 건설 사업도 잘되고 있어서 다행히 별 문제가 없었다.

집에 머물면서 새로운 진로를 모색했지만 나에게 어울리는 일을 찾기가 쉽지 않았다. 그런데 당시는 이 책 후반부에 사용할 도구들을 더 많이 알아가는 과정이기도 했다.

다른 많은 사람들처럼, 서브프라임 모기지 사태로 인해 우리 가정의 경제 상황도 점차 불황의 영향을 받기 시작했다. 돈을 더 많이 벌수 있는 방법을 찾아야 했다. 나도 일거리를 찾았지만 불황이라 어떤 일자리도 얻을 수 없었다. 그러던 중에 33세에 불과하던 남편이 갑자기 심장마비로 쓰러졌고, 상황은 순식간에 초조함에서 공포로 변해 버렸다. 남편은 쓰러진 뒤로 한 달 반가량 일을 할 수 없었고, 나는 여전히 일자리를 찾아 헤매고 있었다.

우리 가족은 필사적이었다. 내가 헤어스타일리스트로 일하는 것은 그때가 마지막이라고 생각했지만, 그것마저 내 마음대로 선택할 수 없을 것 같았다. 내가 지원했던 다른 일자리는 나를 원하지 않았고, 시급도 8~10달러 이상은 지불할 수 없다고 했다. 가족을 먹여살리기에는 턱없이 부족한 금액이었다.

이 시기에 아버지가 종종 나를 찾아와 우리 가족의 안부를 살피곤 하셨다. 나는 아버지에게, 남편이 가족을 위해 직접 지은, 우리의 꿈이기도 한 집을 잃게 될까 봐 걱정된다고 털어놓았다. 그러자 아버지는 이모에게 들은 적이 있다면서, 한 여성을 소개해 주었다. 네일아트 전문가인 그녀는 자신의 집에 작은 살롱을 열어 놓고 있었다. 아버지는 나에게 그 살롱 한 칸을 빌려 헤어스타일리스트 일을 하는 게 어떠냐고 묻고 싶었던 것 같다. 이모가 같은 제안을 했을 때와 마찬가지로, 이번에도 나는 아버지의 제안을 일축했다. 세를 내야 할 텐데, 손님도 없을 것이고 어떻게 해야 할까? 지금 나에게 정말로 필요한 것은 최저 시급 8달러만이라도 보장해 주어야 하고, 어쨌든 주급이 보장되는 곳이어야 했다.

"버나데트, 그건 말도 안 돼."라고 아버지가 말했다. "그곳이 아니면 더 많은 돈이 들 거야."

나는 "더 이상 남의 머릴 만져 줄 수 없을 것 같아요."라고 대답했다. "헤어스타일리스트 일을 잊어버렸어요! 헤어스타일리스트로서 제가 선택할 수 있는 것 중에, 그 여자의 살롱에서 일하는 건 최악일 거예요. 왜냐하면 저는 기본적으로 혼자 일하고 싶거든요. 하지만 3년간이나 남의 머리를 만지지 않았고, 염색약이나 다른 화학물질로 인해 복잡한 문제가 발생했을 때, 조언을 받을 다른 동료가 필요할 거예요. 저는 더 이상 헤어스타일리스트로서의 내 능력을 믿지 않아요! 세를 낼 돈도 없고, 비품 구입에 쓸 수천 달러는 더더욱 없다고요!"

나는 아버지가 그때 하신 말씀을 잊지 않고 있다. "버나데트, 난 너를 믿어. 네가 시작하는 데 필요한 돈을 빌려 주마."

내가 즉시 마음을 바꿨다고 말할 수 있으면 좋았겠지만 그렇게 하지 않았다. "살롱 일은 잘 알지 못해요."라고 말해 버렸다.

아버지는 그날은 그냥 넘어갔지만 2주간 계속 그 이야기를 꺼냈다. 남편이 다시 일어설 때까지 스트레스를 덜어 줄 만큼 충분히 오랫동안 일을 할 수 있을 거라는 말씀도 덧붙이셨다. 아버지는 항상 온화한 분위기로 격려해 주었고 결코 강요하지 않았다. 그리고 항상 나를 믿는다고 강조하셨다. 아버지가 말씀하실 때마다, 나는 아버지가 그 일에 대해 얼마나 낙관적으로만 보는지 모르겠다고 생각하며 혼자 낙담하곤 했다. 그러는 동안에도 어떤 분야라도 상관없으니 주급만 보장되면 좋겠다며 필사적으로 직장에 지원하고 있었다.

그러던 어느 날, 친구 2명이 집에서 머리 손질을 해 달라고 부탁해 왔고, 그 대가로 100달러를 받을 수 있었다. 나는 손에 쥐어진 돈을 내려다보며 복권에 당첨된 듯한 기분을 느꼈다! 그 순간 아버지가 말씀하신 그 여자의 작은 살롱 한 칸을 빌리는 상상을 했다. 곧바로 '잠시 어리석은 생각을 했어.' 하고 결론 내렸지만 왠지 모르게 내면의 안내를 따르고 싶어졌다. 나는 내면의 안내자에게 저항하는 대신 그곳에서 일하기 위해 돈을 지불하기로 했다!

처음 그곳을 보러 갔을 때, 잠시나마 기대했던 나 자신이 어리석게 느껴질 정도였다. 문을 열자 발 디딜 틈조차 없이 물건으로 꽉 찬 공간이 눈에 들어왔다. 주인 여성의 말에 의하면, 주말에 차고 세일을 하느라 물품을 보관하는 중이라고 했다. 그녀가 널린 물건 사이를 헤집고 들어가 한쪽으로 나 있는 방문을 열고 불을 켰다.

나는 즉시 사랑에 빠졌다. 그리고는 거기서 일하는 내 모습을 상상했다! 내가 그 살롱에 우아하게 걸어 들어가지 못했다는 건 문제가 되지 않았다. 솔직히 내 집에 온 듯한 느낌이 들었고, 내 기도에 응답을 받았다는 것을 의심할 필요가 없었다! 그리고 아니나 다를까, 그 살롱에서 일하기 시작한 순간부터 믿을 수 없는 일들이 일어나기 시작했다. 아버지가 투자해 주셨고 이모도 투자에 참여했다.

원래 이 업계에서 이름을 알리려면 몇 년씩 기다리는 것이 흔한 일이다. 하지만 살롱은 즉시 내 사업을 구축할 수 있도록 놀라운 기적을 보여 주었고, 일생에 한 번뿐인 기회라는 것을 증명했다. 남편 사업도 곧 회복되더니 점차 번창하기 시작했다. 그는 노스다코타로 가도록 안내 받았는데 그곳에서 일은 더욱 바빴다. 이것은 남편이 오랫동안 떠나 있어야 한다는 것을 의미했지만, 다행히도 나는 자영업자이기에 아들을 위해 집에 머무는 일정을 수월하게 조정할 수 있었다.

이제 그 당시를 되돌아보니, 왜 그렇게 취업을 하려고 애썼는지 놀라울 따름이다. 언뜻 보기에는 논리적 선택 같지만, 현실적으로 우리 가정경제에는 별 도움이 되지 않았을 텐데 말이다. 의심의 여지없이, 아버지의 온화한 격려, 어머니와 이모들의 기도가 없었더라면, 나는 우리 가족의 경제적 어려움과 남편의 심장마비를 극복하기 위해, '신성하고 이상적인 직업'을 찾아 계속 방황했을 것이다. (나는 살롱에서 일을 시작하고 나서 나중에 이 기도에 대해 알게 되었다.) 내 자신과 내 능력을 믿지 않고 회의적이었던 시절에도, 부모님이 나에게 갖고 있던, 기적의 직업을 찾을 수 있다는 믿음의 힘의 증거가 바로 이것이다.

그 뒤로 몇 년간 나는 다시 헤어스타일리스트로 일했고, 심지어는 그 일을 아주 좋아하게까지 되었다! 왜 3년 전에는 심신이 녹초가 되어 버렸는지 기억조차 나지 않았다. 나의 새로운 작은 살롱은 앞으로도 계속 번창할 것이다. 무엇보다도 중요한 것은, 내가 매우 가치 있는 교훈을 얻었다는 점이다. 나는 돈도 없었고, 고객도 다 떨어져 나간 상태였고, 능력에 대한 자신감도 없는 상태에서 내면의 안내를 받았다. 그리고 그런 사실을 전혀 자각하지 못한 상태에서 일을 시작했지만, 결국은 내가 원하는 곳에 도달할 수 있었다! 사실 나에게 필요했던 유일한 조건은, 내면의 안내자를 따르는 것뿐이었다.

기적을 위한 팀의 도구 만들기

현재의 상황이 절망적으로 보이는가? 또는 학벌이나 재정 상태, 출산, 건강 문제, 과거에 자신이 저지른 일에 대해 고민하고 있는가? 하지만 이 모든 것과 아무 관계없고, 자신을 믿으며 원하는 기적을 이룰 수 있다고 믿는 팀이 있다면 어떨지 상상해 보았는가?

이런 종류의 팀을 만들어 뜻을 같이하고, 같은 생각을 가진 사람들끼리 모여 협력하면, 당신의 목표를 강화할 수 있고 서로에 대해 강력한 믿음을 만들 수 있다. 2명 이상의 사람이 모여 믿고 협력하며, 무한 가능성을 믿게 된다면, 내면의 안내자를 통해 당신이 발견하고자 하는 기적의 응답에 더 쉽게 다가갈 수 있는 것이다.

이 팀은 일종의 독서 클럽이라 생각해도 좋다. 하지만 다른 독서 클럽과 달리, 삶을 변화시키기로 뜻을 같이한 사람들이 서로 돕기 위해 고안된 모임이다. 뜻을 같이하는 이런 종류의 팀은 내면의 안내자를 무시하거나 방해하지 않도록 서로에게 동기를 부여하고 책임감을 유지할 수 있도록 촉진한다. 무엇보다 당신이 발견하고자 하는 기적을 위한 다음 단계와 응답이 매우 빠른 속도로 나타날 것이다! 그리고 이제 각 구성원들은 내면의 안내자에게 정기적으로 접속할 것이기 때문에, 자신에게 오는 메시지를 비판하는 대신 자동적으로 믿음을 갖게 될 것이다.

이러한 종류의 합의와 동기부여는 서로에게 각 장에서 설명하는 실제적인 활성화 단계를 실행하도록 촉진할 것이다. 그리고 각각의 활성화 단계는 개별적으로 또는 집단적으로 최선의 다음 단계로 이끌기 때문에 더욱 가치가 있다.

아직 팀을 구성하지 못했다 하더라도 걱정하지 않아도 된다. 다음 페이지에서는 쉽게 팀을 만들 수 있는 4가지 방법을 설명할 것이다. 다만 당신과 팀은 각 장의 활성화 및 실행 단계를 완료하기 위해 1주일이라는 시간을 할애할 필요가 있을 것이다. 이는 서두르지 않고 자신의 삶에 각 도구를 성공적으로 통합할 수 있도록 도우려는 것이며, 당신이 이 책을 다 읽을 때쯤이면 이미 삶에서 기적을 경험하고 있을 것이다.

이번 주의 실행 단계는 서로를 믿고 뜻을 같이 한 사람들끼리, 당장의 현실과 상관없이 삶을 변화시킬 능력이 있다는 믿음을 가진 팀을 만드는 것이다. 이 책의 설명을 따름으로써, 당신과 팀원들은 발견하고자 하는 것이 무엇이 되었든(즉 최종 결과, 목표, 해결책, 기적, 치유, 기도에 대한 응답 등) 그것을 현실에서 경험하게 될 것이다. 여러분이 발견하고자 하는 믿을 수 없는 결과를 실현하고, 내면의 전환을 이루어 내는 것은 믿음뿐이다!

첫 번째 실행 단계 : 이상적인 팀으로 활성화한다

내면의 안내자와 접속하는 것부터 시작한다. 중요한 무언가를 창조하길 원한다면, 항상 의도적으로 내면의 안내자에 초점을 맞추는 것이 최선의 방법임을 기억하라. 또 팀원들이 쉽고 간단하게 안내 받을 수 있기를 요청한다. 월, 일 및 연도가 포함된 작업을 수행할 날짜를 선택한다. (팀원들에게 요청한 날짜에서 최소 7일 이상 지난 날짜를 선택하는 것이 좋다.)

두 번째 실행 단계 : 당신은 누구를 알고 있는가?

당신의 팀원이 될 잠재 후보들에 대해 선불리 판단하지 말고 아래의 지시에 답한다. 이 아이디어는 당신의 예전 감각을 되살리고 신성의 개입과 영감을 얻기 위한 준비 과정이다.

개인적으로 알고 있는 사람들(친구, 가족, 동료)의 이름을 적는다.

개인적으로 알지 못하지만 당신과 관련된 클럽이나 단체(교회, 스포츠 팀, 취미, 클럽, 네트워킹 그룹 등)를 생각할 때 떠오르는 사람들의 이름을 적는다.

알고 있는 모든 소셜 미디어, 개인 및 그룹 계정(페이스북, 트위터, 인스타그램 등)을 적는다.

_____

_____

_____

_____

_____

세 번째 실행 단계 : 내면의 안내자 활용

이제 기적을 위한 클럽의 잠재적 팀원 목록이 완성되었다고 생각되면, 프린트하거나 절취해서 손에 쥔다. 그런 다음 내면의 안내자에게 묻는다. "이들 가운데 누구를 가장 먼저 구성원으로 고려해야 할까요?" 그런 다음, 앞 장에서 설명한 사용법(보기 또는 느끼기)을 활용하여, 당신의 눈에 띄는 이름이나 장소에 동그라미를 친다. 누군가를 볼 때 더 대담하다는 느낌이 들거나 밝게 보일 것이다. 또는 기분이 좋거나 행복하고, 특정한 이름 또는 장소에 미래의 팀원이 포함되어 있음을 느낄 수도 있다. 위의 3가지 그룹에서 적어도 5개 이상의 선택지에 동그라미를 친다.

네 번째 실행 단계 : 믿거나 제외한 뒤 연락하기

다음과 같은 기능을 사용하여 소셜 미디어에 게재하거나 전화 또는 문자 메시지를 보낸다.

저는 여러분의 인생에 더 많은 기적이 일어나도록 돕기 위한 북 클럽을 만들고 있습니다. 기적을 일으키는 과정은 2명 이상 모일 때 가속화됩니다. 만약 당신이 더 많은 기적을 원하신다면 _____ 으로 연락 주십시오. 이 독서 클럽은 무료입니다. 당신은 단지 우리가 사용할 책 『나를 기다리는 기적』을 구입하기만 하면 됩니다. 교보문고·알라딘·영풍문고·예스24·인터파크 등의 온라인(오프라인) 서점에서 구입할 수 있습니다.

마지막으로, 잠재 팀원 목록을 다시 한 번 더 살펴본다. 그런 뒤에 잠재 구성원들이 쉽고 간편하게 당신에게 안내될 것이라는 것을 알 수 있도록 '우주와 절대자' 란을 만들어 공개한다. 목록을 태우거나, 찢거나, 변기에 내리거나, 휴지통에 넣어 이 과정에 대한 믿음과 신뢰를 보여 준다. 이제 이 활성화 단계가 완료되었음을 믿는다!

믿음은 꿈을 현실로 끌어들이는 자석이다!

북 클럽과 기적을 위한 팀에 대한 지침

- 이 그룹은 최소 2명(당신과 다른 1명) 이상 4명 이하로 구성해야 한다. 이렇게 해야만 내가 제안하는 1시간짜리 팀 미팅에서 구성원이 제시하는 5분가량의 의견을 가지고, 모든 사람이 최소한 10분 정도 이야기를 나눌 수 있다.

- 팀원으로 누구를 선택할 것인지 주의한다. 가장 가까운 친구나 가족이 팀원이 될 것이라고 섣불리 판단하지 말자. 때때로 당신과 가장 가까운 사람들이 당신의 과거의 경험, 실수만을 기억하고 떠올릴 수도 있다. 이는 당신이 과거의 기억에서 해방되고, 새롭고 경이로운 미래를 창조하기 위해 촉매제가 되려는 데 방해가 될 수도 있다.

- 모든 팀원이 함께 이 책을 읽어야만 매주 실시하는 실행 단계의 목적과 효과, 각자의 기여도를 알 수 있다.

- 모든 팀원은 개선하고자 하는 삶의 새로운 측면에 대해 비전을 만드는 데 동의한다. 이는 대담하고 단호하게 큰 꿈을 꾸는 것임을 의미한다! 당신이 생각하거나 꿀 수 있는 꿈은 참으로 많다. (다음 장에서는 이러한 아이디어를 종이에 적기 시작할 것이다.) 그리고 모든 팀원이 이 책의 모든 실행 단계를 기꺼이 수행할 수 있어야 한다.

팀 미팅 제안

- 이 책에서 제시하는 7주 동안 팀 미팅을 할 날짜와 시간을 정해 두거나 매주 미팅을 한다. 화상전화로 미팅을 하거나 또는 앱을 사용해도 되며, 이 일을 어떻게 할 것인가에 대해서는 열린 마음으로 임한다.

- '변화된 삶'을 위한 당신의 비전이 어떤 느낌이고 어떤 모습인지 서로 자세히 공유한다. (3장에서 당신의 이상적인 인생 비전을 어떻게 만들고 공유하는지 자세히 설명하겠다.)

- 주간 미팅에서는 팀원 1인당 최소 5~15분 동안, 해당하는 실행 단계를 일상에 어떻게 통합할 것인지, 자신의 이상적인 삶을 창조하거나 믿는 동안에 나타날 수 있는 모든 문제들을 검토한다. (1명이 타이머를 설정하여 모든 사람이 일정하게 시간을 사용할 수 있도록 하고, 어느 한 사람이 미팅을 지배하지 않도록 한다.)

- 각 회원은 다른 사람을 위해 내면의 안내를 받았을 때 그것을 성실히 공유한다. (1장에서 제시한, 어떻게 신성한 안내를 받고 있는가?를 활용한다.) 당신은 이제 더 높은 목적, 즉 자신과 팀원의 삶의 경이로운 변화를 위해 그것을 사용하기로 약속했다. 이제 내면의 안내자가 점점 더 일관되며 강력해지고 있음을 느끼게 될 것이다. 또한 합의한 목적을 위해 2명 이상의 사람이 뜻을 같이하는 데에는 정말로 큰 힘이 있다는 것을 확인할 수 있을 것이다!

- 첫 번째 미팅에서, 극복을 위해 노력하고 있는 부정적인 삶의 문제

에 대해 논의한다. 이것은 오로지 당신이 어디에 있었고 어디로 가고 싶은지에 대해 다른 팀원들에게 알리기 위한 목적으로 행한다. 이 부분에 대한 미팅은 짧고 간결하게 하는 것이 좋다. 이 부분에서는 이야기하고 생각하기 시작하면 끝이 없기 때문이다. 지금 이 순간부터, 당신의 삶에서 이루어지기를 바라는 것에 대해서만 이야기하라! 필요할 때면 긍정적인 현재 시제로 문장과 구절을 바꿔 서로에게 상기시키고 도와준다. (이 문제에 대해서는 3장에서 더 자세히 설명하겠다.)

하나의 팀

만약 독서 클럽 또는 팀을 만들 만한 사람들을 찾을 수 없더라도 스트레스를 받을 필요는 없다! 내가 페이스북에 열어 둔 「나를 기다리는 기적」란에 참여할 수 있기 때문이다. 이 페이지를 통해 안전한 공간과 경험을 공유할 수 있도록 동질감을 느끼는 동료를 만날 수 있을 것이다.

나는
지금 이 순간부터 앞으로
오직
사실이길 바라는 것만
생각하고 말할
것이다!

이제
나의 이상적인 삶과
이상적인 팀이
나에게
쉽게 나타날
것이다!

당신의 슈퍼 파워

원하는 것은 무엇이든 얻을 수 있다. 여러분은 이 책을 통해 조금의 의심도 없이 그것을 받아들일 수 있도록 다양한 방법들을 배우게 될 것이다. 마법 같은 기적은, 믿지 않고 있던 것이 현실이 될 가능성을 믿을 때 비로소 일어난다! 이번 과정은 내면의 변화를 일으키는 연쇄반응을 만들어 내는 데 필요하며, 믿음을 통해 긍정적인 변화를 이끌어 내는 데 확실한 효과가 있다. 이것이 바로 내가 '도미노 효과'라고 부르는 것이며, 바로 여기서부터 변화가 시작된다. 당신이 원하는 곳에 도달하게 하는 것은 작은 단계들이다. 이를 기억해 두자! 그렇다고는 하지만, 변화가 걸음마 단계에서만 일어나는 것은 아니다. 때때로 변화는 매우 극적이고 즉각적으로 나타날 수 있다.

이번 장 뒷부분에서는 생각이 어떻게 신체를 변화시킬 수 있는지, 내가 가장 좋아하는 사례를 들어 설명하겠다. 과학으로 뒷받침되는 이 지식들은 나와 삶에 큰 영향을 미쳤다. 그때부터 내 삶의 모든 영역에서 치유의 여정이 시작되었고, 믿음의 힘을 알게 되었다. 당신이 희망을 잃고 있고, 지금 삶에서 무엇을 해야 할지 모를 때마다, 이 장으로 되돌아와 믿지 않았던 것들을 믿게 하는 것은 믿음뿐이라는 사실을 상기하면 좋을 것이다!

ABC 전환

나는 변화를 위한 최고의 도구는 매우 간단하다는 사실을 알아냈다. 내가 다음의 약자를 만든 이유이기도 하다. 연습을 통해 삶을 변화시키는 방법을 배우는 것은, ABC를 배우는 것만큼이나 쉽다는 것을 알려 주기 위함이다!

'A'는 새로운 계약을 위한 도구이다

오늘부터 나 _____ (자기 이름을 쓴다)은, 오직 내가 창조하려는 변화된 삶에만 초점을 맞출 것임을 약속한다. 이것은 내가 이 책에 실린 각 장의 실행 단계를 이행할 것을 약속한다는 의미이다. 또 나의 이상적인 삶에 대한 비전과 일치하지 않는 것들 때문에 길을 잃지 않기로 다짐한다. 다른 사람의 삶이나 문제, 사건, 책임에 대해 걱정하거나 휘말리거나, 그것들을 고치려고 시간과 열정을 쏟지 않을 것이며, 그것에 관여하는 것은 나의 일이 아니다. 나의 유일한 목적은 나의 삶을 향상시키는 것이므로, 적어도 이 책의 지침을 따르는 동안만큼은 나 자신에게 집중하더라도 죄책감을 갖지 않을 것이다. (참고 : 클럽의 팀원으로서도 다른 사람에겐 초점을 맞추지 않는다. 단지 서로를 믿을 뿐이며, 각자의 새로운 삶에 대한 비전을 믿을 뿐이다.)

서명 : _____

시작한 날짜 : _____

완료한 날짜 : _____

'B'는 새로운 믿음의 도구이다

지금 이 순간부터, 당신은 새로운 현실을 창조하기 위해 차별화된 믿음을 갖기로 선택했다. 본질적으로 당신이 원하지 않는 사건이나 문제 또는 과제에 갇혀 있던 1분 전과는 다른 사람이 된 것이다. 그들이나 그 문제는 더 이상 당신의 현실이 아니다. 왜냐하면 당신은 이제 새로운 선택을 했기 때문이다. 이것을 큰 소리로 복창하라. "그건 예전의 나였고, 이젠 새로운 나다!" 자, 기분이 나아지지 않았는가?

내가 처음 큰 소리로 그 말을 복창했을 때, 나는 정신과 의사에게 진찰을 받고 있었다. 의사는 나에게 지난 2년 동안 10가지의 항우울제를 처방했지만, 산후우울증과 심각한 불안감에 아무런 도움도 되지 않았다.

어느 날 아침, 일찌감치 진료를 예약하는데, 갑자기 모든 것이 부질 없고 헛된 것 같은 느낌이 들면서, 의사가 나에게 어떤 항우울제를 처방하든 특효약이 될 것이라는 생각이 들었다. 나는 다시금 삶을 꾸려 갈 준비를 하고 있었던 것이다.

주치의 방에는 의자 2개가 놓여 있었는데, 나는 보통 출입문에 가까운, 의사와 좀 떨어져 있는 의자에 앉곤 했다. 하지만 그날은 아니었다. 나는 새로운 사람이었고 내가 예전에 하던 것과는 다른 선택을 하고 있었다.

의사는 내가 처음으로 자신과 가까이 있는 의자를 선택했다는 사실을 알아차렸다. 그녀는 아무 말도 하지 않고 있다가 한참 뒤에 이렇게 물었다. "지금 쓰고 있는 약은 어떤가요?"

나는 "다른 약도 써 볼 준비가 되어 있습니다." 하고 사실대로 대답했다. "오늘은 저에게 무엇을 주시든 제가 찾던 답이 될 것입니다. 나는 예전과 달리 새로운 내가 되기로 결심했거든요." (나이가 들어서인지 의사가 처방해 준 약은 때로 나쁜 반응을 보였고, 긍정적인 효과가 없었다.)

내 말을 듣고 놀라던 의사의 표정을 잊을 수가 없다. 그녀의 눈이 보름달처럼 커지면서 마치 유령이라도 본 듯한 표정을 지었다. 의사는 바로 대답하지 않았다. 내가 마침내 갈 데까지 가 버린 것은 아닌지 마음속으로 고민하고 있는 것 같았다. 그러다 정신을 가다듬고는 "좋아요. 이건 내가 오늘 당신을 위해 처방하는 거예요."라고 말을 꺼냈다. (그날 그녀가 처방한 약은 나에게 딱 맞지 않았지만, 그 다음 처방은 맞았다. 그 뒤로 나는 우울증이나 불안감 같은 문제를 겪지 않았다.)

이제 과거에 겪었던 문제들, 즉 당신의 이야기가 무엇이든 간에 이젠 당신의 것이 아니다. 이제 당신은 새로운 믿음과 좌우명을 선택할 것이다. "그것은 예전의 나였고, 이제 나는 새로운 사람이다!"

당신의 뜻대로 되지 않고, 사실이 아니었던 오래된 패턴과 믿음을 되풀이하고 있다는 사실을 깨달을 때가 있을 것이다. 그것은 단지 말과 생각에 불과하지만, 부정적인 것이나 상황에 대해 '나에겐 항상 일어나는 일이야'라는 식으로 생각했다면 이제 멈춰라. 그리고 다음 가운데 하나를 말하거나 생각한다. "지금 말한 것을 취소해." "잠깐, 좀 더 긍정적인 방법을 찾아야겠어."

또는

"이런, 하마터면 또 잊을 뻔했네! 그게 바로 내가 말하는 예전의 나이고, 지금 새로운 나는 _____에 대해 더 나은 믿음을 선택할 거야. (당신이 원하는 긍정적인 문장을 채워 넣는다.)

특히 크게 소리 내어 말할 때, 그 단어들이 얼마나 강력한지 당신은 놀랄 것이다. 그러면 주변 사람들도 멈춰서 새롭게 달라진 당신의 말을 들어 줄 것이고, 새로워진 당신과 뜻을 같이 하고 믿기 시작할 것이다! 이는 마치 기적을 위한 팀을 하나 더 만드는 것과 같은 효과를 얻을 수 있다. 이 모든 것들은 한때는 정상이라고 여기던 과거의 삶의 방식을 더 이상 받아들이지 않기로 결정했기에 가능해진 일이다.

앞서 약속했듯이, 자신에 대한 절대적인 믿음이 어떻게 즉각적으로 신체에 변화를 일으키는지, 내가 가장 좋아하는 예가 또 있다. 여기에는 해리성 정체성 장애(다중인격장애)가 포함되는데, 이는 한 사람의 성격이 각각 다른 배경이나 습관 및 신념을 가진 별개의 정체성을 가진 것처럼 분리되는 증상이다. 이 장애와 관련해서는 많은 연구와 이론이 있고, 아직도 알아야 할 것들이 많다. 하지만 학자들은 이런 장애가 종종 트라우마, 즉 어린 시절의 상처에 대한 방어 메카니즘에서 시작된다는 것을 알아냈다. 다만 여기서 내가 초점을 맞추려는 부분은, 이들이 하나의 성격에서 다른 성격으로 변하면서 생물학적으로도 극적인 변화를 겪게 된다는 사실이다. 예를 들어, 만약 어떤 사람의 성격이 오렌지 주스에 알레르기가 있다고 믿는다면, 주스를 마시면 몸에서 벌집처럼 두드러기가 생긴다고 한다.

하지만 심지어 알레르기 반응이 일어나고 있는 중이라 해도, 다른 성격이 통제권을 쥐고 오렌지 주스에 알레르기가 없다고 믿으면 두드러기는 즉시 사라진다. 당뇨병 환자들 중에서도 한 사람은 환자이지만 다른 한 사람은 병의 증상이 나타나지 않는 경우도 있다. 어떤 성격이 지배적인지에 따라 눈동자의 색깔이 변하는 경우도 있다. 다른 예로는 발진·채찍 자국·흉터, 기타 조직에서 상처가 갑작스럽게 출현하거나 소멸하고, 글씨체 및 손재주, 선호도 변화, 간질·시력·알레르기·색맹 등과 같은 경우도 마찬가지다.

학자들이 체계적으로 연구한 이 현상들은 매우 흥미로웠고 나에게 많은 영감을 주었다. 이것은 신체에 관해 무언가를 진정으로 믿는다면, 신체가 그 믿음을 반영할 것이라는 강력한 증거가 될 것이다. 만약 당신의 마음이 몸에 무언가를 말하고 있다면, 당신의 몸은 자동적으로 그것을 사실이라고 믿는다는 뜻이다!

이에 대한 나의 믿음은 내 인생을 완전히 바꿔 버렸다. 두드러기가 생기거나 감기 증상이 나타날 때마다, 나는 "또 시작하는군." 하고 말하면서 겁을 먹지 않았다. 그 대신 이렇게 말했다. "이건 진짜가 아니야. 나는 이길 힘이 있어. 난 건강하고 피부도 깨끗해. 내 몸은 안팎으로 아무 문제가 없어!" 이렇게 말하고 난 뒤 그것에 더 이상 신경을 쓰지 않았고, 나를 기분 좋게 하거나 내 마음을 사로잡는 것들에 몰두했다. 물론 문제가 즉각적으로 사라졌다고 말하긴 어렵지만, 종종 그 다음날이면 증상이 완화되거나 완전히 사라졌고 내면에서부터 기분이 좋아졌다!

'C'는 당신을 창조하는 도구다

당신은 이제 자신이 누구이고, 지금 현실을 어떻게 바라보는지에 대해 마음속으로 새롭고 달라진 그림을 그리고 있다. 그 그림은 이상적으로 변화된 경이로운 삶일 것이다! 당신은 예전에도 항상 그럴 능력을 갖고 있었고, 알게 모르게 매일 매순간마다 사용하고 있었다. 이것이 지금까지 긍정적인 측면과 부정적인 측면을 모두 포함한 당신의 삶을 만든 방식이었다. 일단 이 힘을 사용해 현재의 상황을 만들었다는 것을 이해하다면 내가 그랬던 것처럼 당신에게도, 원하는 대로 현실을 변화시킬 수 있는 힘이 있다는 것을 믿게 될 것이다.

이 힘은 경기장, 트랙, 복싱 링 등에서 경기력을 극대화하기 위해 정신적 이미지를 사용하는 올림픽 경기 참가 선수들이나 다른 운동선수들에게도 잘 알려져 있다. 이들은 시합이나 마라톤을 시각화하면서 자신의 오감을 바라는 이미지에 접목한다. 이것이 실제로 활동하는 것처럼 뇌에 동일한 영향을 미친다는 것을 알고 있기 때문이다. 이는 곧 성공을 위한 로드맵을 구상하는 것인데, 뇌는 시각화와 실제 참여의 차이를 구분하지 못한다.

부정적인 시각화도 마찬가지다. 생애 첫 25년간, 나는 그 힘을 부정적인 곳에 사용했기 때문에 누구보다 그 결과를 잘 알고 있다. 늘 건강 문제를 안고 있어서 주변 사람들의 건강 문제도 지나치게 의식했다. 만약 감기라도 걸릴라치면, 무슨 일이 일어날지 몰라 전전긍긍하며 부정적인 것들을 상상하고 시각화하곤 했다. 그러면서 최악의 시나리오를 떠올리고는 '의사들이 내 문제들을 알아내거나 해결할 수 없을 텐데 어떻게 해야 하지?'라며 부정적인 생각에 집착했다. 더 말할 필요도 없이 나에겐 계속 건강 문제가 발생했다! 나는 끊임없이 상상하며 말했다. "이제 또 다른 건강 문제가 생기지 않을 리가 없어!"

이것의 문제를 이해하는 것만으로도 내 몸의 건강에 대해 긍정적 시각화를 함으로써, 삶의 모든 영역을 건강하게 유지할 수 있었을 것이다. 당신도 그렇게 할 수 있다! 건강한 삶을 위해 이상적인 비전을 만들어 보자!

**삶에 대한 새로운 비전을 믿으려면,
먼저 마음속으로 그것을 경험할 수 있어야 한다.**

3장 _ 당신의 슈퍼 파워

─── **3주차 활성화 단계 : 이제 당신 차례다** ───

지금까지는 믿음이 어떻게 육체적·정신적·영적 현실을 창조하는지 살펴보았다. 이제 이 정보를 활용하여 당신의 삶을 변화시키고 그 변화에 힘을 실어 줄 때다! 이제 당신은 오래된 일과 과거의 문제들을 풀기 위해, 자신의 욕망에 맞는 새로운 이야기를 만들기로 선택했다. 먼저 자신에게 물어보라. "나의 삶은 어떻게 변하는 것이 좋을까?" 지금 크고 대담하고 단호하게 꿈꿀 시간임을 기억하라. (먼저 절대자에게 접속한 뒤 내면의 안내를 받는다는 것을 잊지 말자.) 만약 당신이 얼마나 교육을 받았는지, 돈이 얼마나 필요한지 또는 병에 대해 걱정하지 않는다면 삶이 어떻게 바뀔지 상상해 보기 바란다. 믿음을 제약하는 이들 목록은 영원히 계속될 수도 있다. 그러나 지금 당신이 이상적인 삶을 창조하기 위해 활성화하려는 무한하고 경이로운 가능성 앞에는 설 자리가 없을 것이다!

첫 번째 실행 단계 : 새로운 이상적인 삶의 비전

다음 질문에 답을 적어 보자. 작성할 때는 시간을 들여 오감을 모두 사용한다. 이들 세부 사항은 의식과 무의식이 함께 작용할 수 있도록 돕는다. 예를 들어, 당신은 무엇을 보고 듣는가? 공기 중에서 어떤 새로운 향기나 특정한 맛을 느낄 수 있는가? 꿈을 이룬다는 것은 어떤 기분인가?

1) 당신의 이상적인 삶을 상상해 본다. 아침에 잠에서 깨거나 침대에서 일어나 하루를 기대하는 자신을 상상한다. 당신은 어디로 가고, 무엇을 할 것인가?

2) 당신의 개인적·직업적인 인간관계는 어떠하며, 어떤 느낌인가?

3) 평화롭고 조화로운 조용한 삶을 살고 싶은가? 아니면 매일 새롭고 흥미진진한 경험을 원하는가? 자세히 적어 보라.

4) 당신의 이상적인 모습과 느낌은 어떤 것인가? 머리카락 색이 지금과 같고 길이도 같은가? 몸무게도 같은가? 어떤 스타일의 옷이 어울리는가? 당신의 몸은 어떤 느낌인가? 활기찬가 아니면 차분한가?

5) 건강 상태는 어떠하며 느낌은 어떤가? 당신의 몸이 전에는 할 수 없었던 것을 할 수 있게 되었는가?

_____

_____

_____

_____

_____

_____

_____

_____

_____

_____

_____

_____

_____

_____

_____

_____

_____

6) 당신의 경제적 여건은 어떠한가? 은행 잔고가 넉넉하다고 상상해 보라. 돈이 충분한 지금, 나를 위해 갖고 싶었던 것은 무엇인가?

7) 당신은 어디서 살고 있으며, 당신의 일상생활은 어떤 모습인가?

_____

_____

_____

_____

_____

_____

_____

_____

_____

_____

_____

_____

_____

_____

_____

_____

8) 당신의 이상적인 삶에 포함하고 싶은 특별한 것이 있는가? 이러한 질문은 상상하게 만들고, 비전을 확장함으로써 수정과 개선을 위한 출발점이 될 것이다. 가능성엔 진정으로 한계가 없다!

두 번째 실행 단계 : 당신의 시각적 중심

여기서는 질문 1~8에 대한 답변을 활용해서 비전 게시판을 작성하는 요령을 설명하겠다. 나는 개인적으로 비전 게시판을 활용하는 것을 좋아한다. 그 이유는 새로운 당신이 그저 비전에 지나지 않는다는 점을 시각적으로 강력하게 알려 주기 때문이다! 만약 이 도구에 익숙하지 않다면, 당신의 삶이 어떻게 생겼으면 하는지를 상징하는 사진과 단어 (잡지, 신문, 인터넷 인쇄 등)를 포스터 게시판에 붙여 둬도 된다.

비전 게시판 앱도 있으므로 이를 찾아 컴퓨터와 휴대폰에 내려받을 수 있지만, 개인적으로 포스터 게시판을 활용하는 것을 선호한다. 손으로 만질 수 있고, 사진을 직접 도려낼 수 있기 때문에 더 실감할 수 있다. 나는 그것을 휴대폰으로 촬영하여 배경화면에 저장해 두고 하루에도 몇 번씩 본다. 비전 게시판을 만들 때 재미있는 활동이라는 점을 기억하라. 이것은 당신 삶의 미래에 대한 것이지 현실이 아니다. 하지만 당신이 진정으로 원하는 기적을 실현하기 위한 것이며, 당신의 내면으로부터 빛나게 하려는 것이다!

이 도구는 매우 강력하다. 당신의 이상적인 삶에 대한 새로운 비전을 제시하고, 궤도에 올려놓고 유지하는 역할(시각적 중심)을 한다. 이를 잘 활용하는 요령은, 게시판을 자주 보면서 오감을 이용하여 사진이 현실의 일부인 것처럼 상상하는 것이다. 이는 잠재의식과 무의식에 작용하여, 이상적인 삶이라는 것이 그저 이질적이거나 손이 닿지 않는 것이 아니며, 실현할 수 있는 것이라는 점을 긍정하고 확인할 수 있게 해 준다. 그리고 결국 당신은 그것들을 기대하게 될 것이다.

> ## "믿음이 생길 때까지 그것을 생각하라.
> ## 그리고 일단 그것을 믿으면 그렇게 된다."
>
> – 아브라함 힉스

세 번째 실행 단계 : 비전을 공유한다

비전 게시판을 만든 뒤에는 매일 볼 수 있는 곳에 게시판을 걸어 두는 것이 좋다. 또 해당 게시판의 항목이 현실이 되어 가는 것을 시각화, 즉 마음속으로 그려 본다. 아이디어가 확장되고 무한 가능성을 이용할 수 있다고 생각되면 비전 게시판에 항목을 계속 추가한다. 이렇게 새로운 비전 항목들을 더욱 명확히 하면, 무의식과 잠재의식 속에 더욱 확고히 자리를 잡게 된다!

자신에 대한 믿음과 성공을 바라는 잠재의식의 욕망은, 자신의 비전이 현실이 되도록 촉진하는 매우 강력한 요소다. 따라서 비전 게시판을 기적을 위한 팀과 공유하면 좋은 효과를 기대할 수 있다. 팀원들은 이 비전 게시판을 공유하면서 꿈을 이루는 모습을 시각화할 것이다. 그리고 이제 이 순간부터 무의식적으로 사용하고 있을지도 모르는 부정적인 단어들을 취소하거나 제외하기 위해 서로를 독려하게 될 것이다.

게다가 부정적인 것들을 긍정적인 자기암시로 재구성하여 다르게 표현하게 될 것이다.

"마음 안에서 볼 수 있는 것이면 손 안에 쥘 수도 있다."

– 밥 프록터

공유에 대한 참고

비전 게시판을 부정적이거나 반대 의견을 가진 사람들과 공유하면 안 된다. 다른 사람에 의한 긍정의 강화는 당신의 기적을 가속할 수 있지만, 부정적인 의견이나 에너지는 전혀 도움이 되지 않는다. 특히 시작 단계에서는 해로울 수 있다. 당신이 할 일은 바라는 삶을 창조하고, 당신을 기다리는 기적을 받는 것임을 기억해야 한다.

개인적인 참고 사항

나는 매일 아침 옷을 입고 하루를 준비할 때, 벽장 안에 걸어 둔 비전 게시판과 내가 원하는 미래의 사진들을 보면서 내 모습을 시각화한다. 특히나 이곳은 불신하는 사람들의 눈에서도 멀리 떨어진 안전한 장소이기도 하다. 종종 다른 사람들이 내 비전 게시판을 어떻게 생각할지, 그들의 눈을 바라보면서 마음속으로 질문을 던져 본다. 나는 비전 게시판에 대한 그들의 불신을 느끼고 싶지 않다. (즉 "그 모든 것을 할 만한 돈은 어디서 구할 셈인가요?", "의사 선생님 말씀을 못 들으셨나?", "내가 그걸 주길 바랍니까?" 등등)

나는 "당신이 상상하는 새로운 기적은 이 비전 게시판으로 인해 활성화된다."라고 설명하느라 지치고 싶지 않다. 그 대신 나 자신을 성장시키기 위한 믿음의 에너지로 쓰고 싶다! 그래서 기적을 위한 팀이나 뜻이 같은 사람들과 공유하라고 제안하는 것이다.

**당신의 삶에 대한 비전은
다른 사람의 이해가 필요한 것이 아니다.
왜냐하면 그 비전은 다른 사람들의 것이 아닌
당신 것이기 때문이다!**

그건 예전의 나이고

이제는

새로운 나다!

나는
내 인생의 모든 영역에서
긍정적인 변화의
과정에 있다!

당신의 새로운
거래 성립

당신은 이제 마치 거래를 성립시킨 사람처럼 변화된 삶을 준비하고 있을 것이다. 물론 아직 현실에서 기적을 경험하진 못했겠지만 말이다. 이 '거래 성립'이라는 사고방식과 믿음은 기적이 실제 삶에 더 쉽게 들어오게끔 길을 터 준다. 이 책의 각 장들은 새로운 믿음 체계를 구축하는 방법들을 설명하고 있다. 즉 당신의 삶에 기적이 들어오도록 당신의 기대치를 재조정하는 방법들이다.

이번 장은 당신이 그것을 믿는 데 동의할 수 있게 하고, 믿음을 가질 수 있도록 안내한다. 그 안에는 해결책, 기적, 응답을 받은 기도, 더 나은 삶, 신의 개입 즉 기적적으로 변화된 삶이 있다. 그것이 당신만을 위해 기다리고 있다. 그 밖의 것은 더 이상 허용되지 않기 때문이다.

믿음은 당신의 기적을 현실화하는 지표다.

거래 성립을 믿는 방법

다음은 워크숍 참가자들로부터 자주 듣는 질문이다. "지금 내가 가치 없는 사람으로 느껴지거나, 인생의 모든 것이 원하는 것과 완전히 반대로 굴러갈 때, 어떻게 내 삶이 더 나아질 수 있을 거라 믿을 수 있나요?"

다음 세 가지 도구가 그 질문에 답해 줄 것이다!

기적의 도구에 대한 믿음

자신의 상황에 대한 경이로운 해결책을 기대하기 위해서는, 가장 먼저, 매일 전 세계에서 기적이 일어나고 있다는 사실을 떠올려 봐야 한다. 그리고 이제 당신 차례다!

우주와 절대자는, 당신이 현재의 삶에서 사실이라고 믿는 것과는 다른 현실을 선택하길 기다리고 있다. 따라서 앞에서 설명한 바와 같이, 가장 먼저 이상적인 현실이 어떤 것인지 확인하고 시각화할 필요가 있다. 그리고 이 새로운 사실에 대해 믿음을 가질 필요가 있다. 이 믿음을 통해 기적의 발현을 기대하는 것은 작은 도약이라 할 수 있는데, 이것이 바로 '거래 성립'이라는 사고방식이다. 지금까지 당신의 인생은 정확히 당신이 원한 대로 이루어진 것이다. 그런데 잘 생각해 보면, 당신은 항상 그래 왔었다는 사실을 알고 있다.

이 과정을 시작하기 위해서는 '기적의 사고방식 세계'라는 것에 집중할 필요가 있다. 이곳은 매일, 어디서나 기적이 일어나는 곳인데, 삶에서 내가 새로운 믿음을 창조할 때 당도하는 곳이기도 하다. 또 내가 (업무 외에) 통제할 수 있는 매 순간마다 나를 둘러싸고 있는 사람들, 내가 듣고 보는 것들에 초점을 맞추는 것을 말한다. 다시 말해, 이곳은 나를 기분 좋게 하고, 기적을 믿도록 돕는 내 세상과 내 사람들만을 허락하는 곳이다. 기적이 찾아오기 전까지는 어느 누가 되었든 또는 무엇이 되었든, 부정적인 것들을 하고 있을 시간은 없다. 이 시기 동안 나의 주문은 '나는 지금 기적만을 들이마시며 살아!'이다.

"항상 하던 대로만 하고 있으면
항상 얻었던 것들만 얻게 된다."

– 제시 포터

다시 강조하지만 이것이 바로 기적 팀을 갖는 것이 중요한 이유이다. 이는 서로에게 긍정적인 이야기, 기적 또는 '승리'를 공유할 수 있는 안전한 공간을 만들어 준다. 그리고 당신이 개별적으로나 팀을 이루어서나 당신의 이상적인 비전에 맞는 모든 일, 더 긍정적이고 기적적인 일들이 계속 일어나는 것을 기대할 수 있도록 북돋워 준다.

기억하라. 2명 이상의 사람이 공통된 목적을 향해 함께하기로 뜻을 모을 때, 긍정적인 의도와 관심사들은 더욱 증폭되고 기적의 발현도 가속화된다!

기적을 막는 습관 제거

슬픈 내용, 부정적인 영화, TV 프로그램, 페이스북 게시물, 광고 또는 뉴스를 보지 마라. 최신 뉴스를 시청해야 할 경우, (화난 여론 쇼와는 반대로) 중립적인 방식으로 문제를 보도하는 뉴스 채널이나 라디오 방송을 찾아라. 이 책에서 설명하는 도구나 내용은 종교적으로 중립적이지만, 훌륭한 사례에 대해서는 언급하고 넘어가고 싶다. 특히 기독교 라디오 방송은 다른 방송에서는 듣기 어려운 많은 이야기들을 끊임없이 내보내는데, 대부분은 기분 좋은 내용이 많다. 이들 방송은 부정적인 사건을 보도할 때에도, 영향을 받는 사람들을 고려해서 그 일에 대해 기도하자는 식으로 긍정적인 관점에서 보도한다. 이런 종류의 뉴스를 듣고 나면, 나는 실제로 좋지 않은 상황에 대해서도 희망을 품게 된다. 이런 보도는 현재 치료 중인 사람, 기적을 불러오는 긍정 에너지의 레벨을 높일 필요가 있는 사람들에게 매우 중요하다!

앞서 언급했듯이, 부정적인 측면을 불러들이는 사람들과 멀리하는 것이 좋다. 전문가들이 지적하는 감정의 전염이란, 사람들이 무의식적으로 다른 사람의 감정을 자동적으로 모방하는 경향을 말한다. 이 단계에서 정신건강은 최우선이 되어야 하며 긍정적인 환경을 만드는 것이 중요하다.

경험의 법칙은, 불신하는 것들에 초점을 맞춘다면 기적을 위한 믿음이 흔들릴 수 있음을 보여 준다. 기분이 나쁘거나, 슬퍼지거나 또는 인생의 가혹한 현실과 대면할 가능성이 있다면 당신의 경험에서 즉시 제외하라고 조언하고 싶다!

당신의 새로운 세상은 '매일 기적이 일어나는 세상'이며, 이제 기적은 '당신 차례'다.

기적을 만들어 내는 의식을 실천하라

기적의 사고방식 세계는, 부정적인 것을 피할 뿐 아니라 긍정적인 것을 받아들이고 즐기는 곳이기도 하다. 정신을 고양하고, 기적이 다가오고 있다는 믿음을 강화하는 것들을 보고 듣고 상호작용할 수 있도록 매순간을 보내자. 개인적으로 좋아하는 것들을 몇 가지 소개하겠다.

영화

- 더 시크릿(The Secret, 론다 번의 책을 기반으로 한 영화) : 끌어당김의 법칙에 관한 이 영화에는 기적을 실현한 일화들로 가득하다. (만약 정말로 날고 싶다면 '기적의 남자' 부분의 이야기를 꼭 찾아보라!)

- 인빈서블(*Invincible*) : 이 영화는 1976년에 필라델피아 이글스에서 뛸 극히 낮은 가능성을 이겨낸 사우스 필라델피아 출신인 30세의 바텐더 빈스 파팔리에 관한 실화다. 이 영화는 놀라운 이야기이다. 비록 여러분이 축구를 좋아하지 않더라도, 새벽이 오기 전 가장 어두운 시간에 그가 훈련하는 장면을 본다면 영감을 받게 될 것이다.

- 맥팔랜드(*McFarland, USA*) : 이 영화는 캘리포니아에 있는 경제적으로 어려운 학교의 육상팀이 우승하기 위해 많은 역경을 극복한 실화이다. 케빈 코스트너는 더 큰 그림을 그리며 팀에 동기를 부여하는 역할을 하는 실제 코치 짐 화이트 역을 맡았다. 나는 스포츠에 관심이 없지만 이 영화는 여러 번 볼 수 있을 것 같다.

책

- 그리고 모든 것이 변했다(*Dying to be Me*, 아니타 무르자니) : 이 책은 한 여성이 죽음의 경계에 다가간 경험에 관한 놀라운 실화이다. 암 투병 중이던 무르자니는 온몸에 암세포가 전이되어 혼수상태에 빠져, 갑자기 자신의 몸 밖에 서 있는 자신을 발견한다. 몇 년 전에 세상을 떠난 아버지와 가장 친한 두 친구와 대화를 나눈 뒤, 그녀에겐 반대편에 남거나 지상에서 다시 삶을 시작할 수 있다는 선택지가 주어진다. 무르자니는 후자를 택하고 암에서 완전히 회복할 수 있었다. 그녀가 세상에 전하는 메시지는 이러하다. "우리에게 두려워할 것은 없고 사랑은 세상의 전부이기에, 우리는 치유되기에 결코 늦지 않았다."

- 치유, 있는 그대로의 나를 사랑하라(*You Can Heal Your Life*, 루이스 헤이) : 이 책은 많은 사람들이 자기 치유에 관한 중요한 책이라고 여긴다. 다양한 신체적 질병에 대한 특정의 정서적 원인을 알려 주기 때문에 내가 좋아하는 책이다. 이 책은 나의 힐링 여정에서 자주 언급하고 참고한다!

오디오

집중할 필요가 없는 집안일이나 허드렛일을 할 때 긍정적인 내용의 CD, 오디오북, 팟케스트를 듣는다. 내가 가장 좋아하는 사람 중 하나는 카리스마 넘치는 목사 조엘 오스틴이다. 그의 메시지는 영적 가르침으로 가득하다. 나는 그의 목표가 영적이지만 종교적이지 않은 대중들에게 도달하는 것이라곤 여기지 않는다, 하지만 이것이 바로 그가 한 일이며, 종교와 신념을 가진 전 세계의 수많은 사람들에게 많은 영감을 주었다. 조엘은 내가 기적을 벗어나는 믿음에 대해 다시금 마음을 가다듬어야 할 때마다 절대적으로 의지하는 사람이다! 나는 자동차 오디오로 그의 책 내용을 듣고 있고, 다음 약속 장소에 도착할 때쯤이면 나의 기적은 이미 거래가 성립되었다고 믿는다!

그 밖의 것들

건강한 식생활, 운동, 긍정적인 친구들과 어울리기, 영혼을 충족시켜 주고 평온을 느끼게 하는 활동을 하는 등 내면의 양식이 되는 일상적인 활동들을 잊지 말아야 한다. 그 순간을 살면서, 자신의 상황이나 다음

할 일을 걱정하지 않을 때 비로소 답이 찾아온다. 그리고 이때 자연스럽게 절대자와의 접속이 이루어지고, 더 쉽게 최선의 다음 단계를 보거나 듣거나 느낄 수 있다. 당신을 기분 좋게 하는 활동을 하는 것도 기도에 더 빨리 응답 받는 좋은 방법이다!

마음속에서 논리적으로 생각하는 것과는 달리, 일과 활동으로 아무리 더 많은 돈을 벌기 위해 기도를 해도 더 빨리 응답 받을 수 있는 것은 아니다. 당신은 여전히 매일 출근해서 열심히 일을 해야 한다. 하지만 일몰을 바라보며 아이들과 시간을 보내는 기분 좋은 일들로 일상을 풍요롭게 하는 활동을 잊지 말아야 한다. 절대자와 당신의 영혼이, 바라는 기적에 도달하려면 그렇게 하라고 안내할 것이기 때문이다. 이것이 현실이라고 한다면 너무 달콤하겠지만, 더 자세히 설명할 것이므로 걱정할 필요는 없다.

당신의 말은 당신의 마법의 지팡이다

이건 너무 간단해서 믿기지 않을 것이다! 서론에서 언급했지만, '좋은 도구'들에 열중하느라 놓쳤을 수도 있다. 사실 이것은 좋은 도구일 뿐만 아니라 기적을 활성화하는 데 있어 가장 중요한 도구이기도 하다. 바로 이것이다. 사실이기 바라는 것만 말하고 생각하라. 당신이 하고 있는 모든 생각, 당신이 하고 있는 모든 말은 인생에서 당신이 무엇을 기대하고, 확인하고, 받아들이고, 원하는지 우주에 알리는 수단이다! 당신이 하는 말은 진정한 마법의 지팡이이므로, 원하지 않는 것을 만들어 내는 데 쓰지 말고, 이상적인 미래를 활성화하는 데 사용하기 바란다.

> **우리가 생각하는 것을 우리는 이야기하고,**
> **우리가 말하는 것을 우리는 얻게 된다!**
>
> – 로버트 롬 주)

매우 간단한 일이 왜 그토록 실행하기 어려울까?

대부분의 사람들은 자신이 말하거나 생각하는 것을 잘 듣지 못하기 때문에, 삶에서 얼마나 자주 부정적인 일에 초점을 맞추는 깨닫지 못한다. 자신보다는 다른 사람의 부정적인 면을 보는 것이 항상 더 쉽다. 모든 사람이 공감할 수 있는 사례부터 설명해 보겠다. 항상 아프거나 부정적인 문제를 안고 있는 친구나 가족을 떠올려 보라. 이제 그 사람의 마지막 방문에 대해 생각해 보고 다음 질문에 대답하자.

● 그 사람이 자신의 병 또는 부정적인 상황에 대해 이야기했는가?

주) https://www.personality-insights.com/tip-what-you-think-about-and-talk-about-you-bring-about/

- 그 사람이 자신의 부정적인 상황에 대해 조금만 얘기했는가, 아니면 대화를 가로채서 자신의 상황에 대해 모두 말했는가?
- 그 사람이 당신에 대해 물어봤는가? 만약 그렇다면, 대화는 당신에 관한 이야기와 그 사람에 관한 이야기로 동등하게 균형을 이루었는가? 두 사람이 대화 중에 긍정적인 부분에 대해 자주 이야기했는가, 아니면 어조가 대부분 부정적이었는가?
- 당신은 그 사람의 문제에 대해 긍정적인 해결책을 제시하려고 노력했지만, 그는 자신에게 아무런 도움이 되지 않는 이유만 들먹이며 부정적인 반응을 보였는가?
- 그 사람과 함께 영원히 머물고 싶은가? 아니면 가능한 한 자리를 빨리 뜬 뒤, 영원히 다시 찾아오지 않길 바라는가?

앞의 예는 '우리가 무엇을 말하고, 무엇을 생각하고, 무엇을 불러오는가'에 대한 극단적인 예이다. 주변에 이런 유형의 부정적인 사람이 있을 때, 삶에서 건강 문제를 느끼거나 부정적인 사건들에 쉽게 휘말릴 수 있다. 하지만 그것을 깨닫기 전까지는 자신도 모르게 부정적인 문제나 생각에 초점을 맞추게 된다. 부정적인 생각이나 말에는 전염성이 있다는 것을 기억하자! 이들 곁에 있으면 밝은 성격의 소유자도 상대방의 절망감에 쉽게 공감할 수 있기 때문에 세뇌 당하는 느낌이 든다. 나는 종종 이런 사람들의 부정적인 면을 씻어 내기 위해 집에 가서 샤워를 하고 싶다는 충동을 느낀다!

예전의 나는

언급하기 싫지만, 나는 분명 당신이 곁에 두고 싶지 않은 부정적인 유형의 사람이었다. 그리고 나의 부정적인 태도는 나아지지 않고 더욱 나빠져 갔다! 내가 말을 하면 할수록 내 상황은 더욱 절망적으로 악화되었다. 그럼에도 불구하고 어떤 이유에서인지, 끔찍한 내 건강에 대해 최대한 빨리 누군가에게 털어놓고 싶어 견딜 수가 없었다. 때로는 누군가에게 전부 털어놓으면 기분이 좋아질 때도 있었다는 것을 인정한다. 솔직히 말해, 내 건강 상태에 대해서는 다른 사람과 이야기를 나눌 만한 건더기가 아무것도 없었다.

이런 건강상의 문제가 생긴 지도 15년이 지났다. 하지만 이 상황을 끝내고 건강해지기로 결심한 순간부터 모든 것이 개선되기 시작했다! 그 뒤로 나는 내 건강 문제를 입에 올리거나 떠올리는 걸 멈추고, 이 책에서 설명하는 방법들을 삶에 적용하기 시작했다. 그리고 이제 당신 차례다!

기적의 도구를 부르는 방법

이것은 내가 부정적인 생각과 삶을 재조정한 가장 강력한 도구였다. 또 내가 원하는 것은 이미 거래가 성립했다는 사실을 납득하는 데도 도움이 되었다. 무엇보다 이제 나는 언제 어디서나 이것을 할 수 있다. 그리고 이제 당신도 그렇게 할 수 있다!

이 도구는 기적을 활성화하기 위해 당신의 말(마법의 지팡이)을 사용하는 것을 포함한다. 어떤 사람은 확언이나 자기암시를 사용한다고 말하지만, 나는 이 용어들의 힘을 정확히 전달할 수 없기 때문에 그다지 좋아하지 않는다. 그 대신에 '청원'이라는 용어를 사용한다. 왜냐하면 이 단어는 기적을 불러올 수 있는 당신의 능력을 지칭하기 때문이다. 우리는 입에서 나오는 말은 어떤 것이든 마음속으로 상상했다는 것을 알고 있다. 문제는 대부분의 경우 그런 말에 너무 익숙해져 있기 때문에, 자신의 부정적인 생각이나 말을 알아차리지 못한다는 점이다. 그러나 절대자는 우리의 모든 생각과 말을 항상 듣고 있다.

이 도구를 입에 댄 확성기로 여기고 당신의 생각과 말을 세상에 알려라. 이 생각과 말들은 강력한 자석처럼 작용하여 당신이 생각하고 말하는 것을 끌어당길 것이다.

내 워크숍에 오는 사람들은 처음 단계를 밟기 시작할 때, '긍정적인 확언 따위로 삶을 실제로 바꿀 수 있을까?'라며 잘 믿지 않으려 한다. 결국 노력은 하지만 그들은 성공하지 못한다. 조금 더 깊이 알아보니 효과가 없는 이유가 있었다. 확언을 제대로 하지 않았고, 문장을 필요 이상으로 길고 어렵게 만들고 있었다. 청원을 위한 확언은 종이에 적거나 긴 문장으로 만들어 기억할 필요가 없다!

이러한 확언의 목적은 매우 단순하다. 원하지 않는 것 대신에 원하는 것만 생각하고 말함으로써 뇌가 확실히 인식하도록 하는 것이다. 이는 당신의 상황이 얼마나 끔찍한지에 대해, 머릿속에 틀어 놓은 고장 난 녹음기를 꺼 버리고, 기적으로 안내하는 무언가를 재생하기 위해 다시 녹음하는 것이다.

당신의 생각을 별 어려움 없이 재조정하는 방법

다음의 프롬프트(밑줄 채우기)는 내가 선호하는 것이다. 당신이 부정적인 생각을 바꾸고 싶을 때마다 쉽게 사용할 수 있기 때문이다. 확언이 요점을 간결하고 긍정적인 언어로 표현하고 있는지, 현재 시제로 되어 있는지 확인하면 된다. 문장은 한 번으로 끝내지 말고, 부정적인 기록이 새롭고 긍정적인 것으로 대체될 수 있도록, 혹은 좀 더 중립적인 것에 주의를 끌 수 있도록 마음속으로 계속 반복한다.

- "나는 _____이다."
- "나는 이제 _____을 한다."
- "나는 나의 기적 _____(소원을 써 넣는다)은 기정사실이라고 믿는다!"

감사의 뜻을 전달하는 것은 강력한 증폭 장치이자 기적 가속기이다. 당신이 기적을 훨씬 더 빨리 끌어당기고 싶다면, 그때마다 다음의 프롬프트를 사용해 보라.

- "나는 _____에 대해 정말 고맙습니다!"
- "나는 내가 _____하다는 것에 대해 정말 감사합니다!"
- "나는 _____이 있어서 정말로 축복을 받았습니다!"
- "나는 건강하고 행복한 _____을 사랑하며 감사합니다!"
- "_____(당신의 절대자를 적는다) 님, _____에 감사 드립니다!"

일상생활에서 활성화하는 방법

이 도구는 당신 인생에서 실현되기를 바라는 것과 반대되는 무언가에 대해 생각하거나 말하는 것을 막고 싶을 때마다 사용해야 한다. 만약 당신이 나와 같다면, 자신에게 미안하거나 어떤 상황이 두려운 경우가 하루 종일 있을 수도 있다.

나는 아들이 세 살일 때 이 개념을 알려 주었다. 당시 아이는 내 몸 전체를 두드러기가 뒤덮고 있다는 사실을 몰랐다. 그리고 그것이 나에게 큰 영향을 끼쳤다. 아이는 그저 '엄마가 기분이 좋지 않다'는 정도만 알 수 있었기에, 나는 긍정적인 어조로 하루를 시작하면서 생각과 말의 힘을 가르쳐 주기로 했다. "방금 배운 비밀이 있는데, 너에게 알려 주고 싶어. 우리의 생각과 말은 매우 강력하단다. 우리가 하루 종일 생각하고 말하는 것은 인생에서 진짜로 얻고 싶은 것을 달라고 기도하는 것과 같아." 이렇게 어린아이도 쉽게 이해할 수 있도록 설명했다.

함께 유치원에 가거나 다른 어디를 가든 현실에 대한 희망을 담아 짧은 노래를 부르기도 했다. 우리는 각자 돌아가면서 반복적으로 노래하면서 우리의 이상적인 비전을 강화했다. 아이는 단지 즐거워서 노래하는 것뿐이라고 생각했을지 모르지만, 사실 노래는 더 높은 진동을 일으켜 더 빨리 기적을 불러온다!

내가 노래를 시작하면 아이는 그것을 따라 부르곤 했다. 다음은 우리가 노래한 몇 가지 문장이다(매일 조금씩 다른 단어를 사용했다).

- "지금 몸과 마음으로부터 기분이 좋아졌어요!"
- "내 인생의 모든 부분이 건강하다고 믿어요!"
- "내 인생의 모든 분야에서 부자예요!"
- "내 완벽한 건강은 거래 성립되어 참 행복해요!"

아들이 노래할 차례가 되자 다음과 같은 것들을 골랐다.

- "나는 커요!"
- "난 강해요!"
- "나를 사람들이 좋아해요!"
- "난 건강해요!"

나는 다시 아이에게 각각의 문장을 반복해 주었다. 우리는 아이디어가 바닥날 때까지 5~10분간 이렇게 하곤 했다. 우리가 즐거운 하루를 시작하는 방법이었다. 이제 아들은 스무 살이 되었지만 여전히 그때의 놀이를 기억하고 있다!

일상생활에서 기적을 말하는 방법

기억하라. 우리는 마법의 지팡이(우리의 말)를 휘두를 필요가 있다. 그러기 위해서는 일상생활에서 사용할 수 있는 말로 우리를 무장해야 한다. 예를 들어 "어떻게 지내세요?"라는 질문이 있을 것이다. 표준적인 인사말이므로 하루 중 누군가 그렇게 말을 걸어 올 수 있음을 예상할 수 있다. 만약 기분이 좋다면 대답하기가 아주 쉽다. 문제는 당신의 기분이 엉망일 때 발생한다. 현재 아무리 부정적인 생각을 가지고 있더라도 그것을 드러내고 싶지 않을 것이다. 그래서 다음과 같이 당신이 느끼고 싶은 기분을 반영한 긍정적인 문장을 사용할 수 있을 것이다.

- "여러 모로 매일 좋아지고 있어요."
- "지금은 여러 가지 면에서 치유되고 있어요."
- "삶의 모든 부분에서 긍정적인 변화를 겪고 있어요."
- "난 아주 좋아요. 당신은 어떤가요!"

확성기에 대고 기적을 부르고 싶을 때 이렇게 말하라

- "오늘은 기분이 너무너무 좋아요. 나의 기도가 이루어졌다는 걸 느낄 수 있어요!"

이러한 문장에 대해 내가 받은 응답은 항상 "더 자세히 말해 보세요! 무엇을 위해 기도했나요?"이다. 난 이렇게 대답한다. "다음에 당신을 만나면 모두 말해 줄게요!" 또는 다음과 같이 말한다.

- "오늘은 정말로 놀라운 하루였어요. 어떻게 지내세요?"
- "나는 걸어다니는 기적의 인간, 말하는 기적의 인간, 살아 숨 쉬는 기적의 인간이에요. 알려 줘서 고마워요."

이런 종류의 즐거운 대답들은 말을 하기 전보다 항상 더 기분을 좋게 만들고, 누구와 이야기를 나누든 상대방의 웃음을 자아낸다. 기쁨과 웃음은 기적을 불러들이는 매우 중요한 요소다. 기분이 좋아지면 기적이 일어난 것처럼 밝고 가벼워진다. '좋으면 끌린다!'는 사실을 기억하라. 상대방은 보통 "당신의 목소리는 놀랍군요!" 또는 "나도 그렇게 하고 싶은데 어떻게 하면 되죠?"라고 묻는다. 나는 보통은 "글쎄요. 당신 자체가 기적이에요. 가끔 우리는 그걸 잊어버리죠. 하지만 당신이 상기시켜 줘서 정말 기뻐요!"라고 말한다.

참고

기적을 위한 팀과 대화할 때마다 이런 긍정적인 발언이 있어야 하며, 모든 사람이 "네, 이미 거래는 성립되었고, 지금 확인할 수 있어요!"라며 믿고 보고 따를 수 있어야 한다. 이것은 당신의 기적에 동의하지 않거나 당신의 기적에 대해 모르는 누군가와 이야기하고 있을 때보다 기하급수적으로 강력해진 거래 성립 에너지와 기적을 기대하는 사람과 함께 기적을 만들어 가는 것을 돕는다.

활성화를 강화하기 위한 좀 더 긴 문장 만들기

나는 혼자 있을 때, 예를 들어, 집 청소나 운전 중에 긴 문장을 큰 소리로 말하는 것을 좋아한다. 진정으로 원하는 것을 말할 수 있을 때까지 계속 단어를 바꾸는 걸 주저하지 말자. 그러다 보면 어느 시점에는 기분이 좋아지고 힘이 실리기 때문에, 잘하고 있다는 것을 알게 될 것이다!

다음은 몇 가지 예다.

"내 마음속에는 지금부터 ＿＿＿＿＿에 대한 기적의 해결책 외에는 다른 선택지가 없습니다."

"이제 내가 원하는 ＿＿＿＿＿은 이미 성사되었다고 믿고 있습니다!"

"나는 기적을 믿기에 이제 ＿＿＿＿＿을 받을 준비가 되어 있습니다."

"내 ＿＿＿＿＿이 완전히 치유된 것에 너무도 감사드립니다!"

"나는 인생의 모든 영역에서 ＿＿＿＿＿을 참으로 행복하게 누리고 있습니다!"

"이제 ＿＿＿＿＿의 기적이 이루어져 정말 감사합니다!"

자신만의 강력한 문장을 만들기 위한 힌트

이 문장들은 삶에서 원하고 기대하는 것들을 당신 자신과 절대자, 그리고 주변 사람들에게 반복할 자기암시 문구이다. 이때 중요한 것은 재미있고 기억하기 쉽게 만드는 것이 좋다(운율에 맞거나 노래로). 처음에는 기적을 불러온다는 것이 사실이 아닌 것처럼 느껴질 수도 있다. 하지만 괜찮다. 자주 말하면 말할수록 당신과 주변 사람들은 더 많이 믿게 될 것이고, 결국 여러분 모두가 믿게 되고 기대하게 될 것이다.

향상된 당신을 보고 사람들이 부정적인 반응을 보인다면

삶에서 긍정적인 변화를 만드는 동안, 몇몇 친구나 가족 구성원들은 당신만큼 그것을 좋아하지 않는다는 사실을 알게 될지도 모른다. 오히려 그들은 당신의 변화를 전혀 좋아하지 않을 수도 있다. 이는 아마도 항상 해 오던 당신의 방식에 익숙해 있기 때문일 것이다. 그들은 건강이나 부, 행복 등의 측면에서 당신이 최선을 다하지 않고 있을 때, 자신들에게 의지하는 것을 무의식적으로 즐겼을지도 모른다. 아니면, 여전히 머릿속에 부정적이거나 고장 난 녹음기를 틀어 놓고 있을 수도 있다. 당신이 긍정적으로 변해 가는 모습을 믿기 어려운 것이다. 이유가 어떻든 간에, 낙관적이거나 비관적일 필요는 없고, 자신의 뜻대로 받아들여지지 않더라도 실망할 필요가 없다.

이런 일을 당하면 한 방 맞은 느낌이겠지만 당신에게는 선택권이 있다는 것을 알아야 한다. 그들의 말에 당신이 탈선하게 놔둘 수도 있고, 이렇게 이야기할 수도 있다. "당신의 의견을 환영해요. 나도 그러니까요." 또는 "그건 당신이 처한 현실이겠지만, 이제 더 이상 나의 현실은 아니에요." 당신은 그들의 믿음을 바꾸려고 노력하는 중이 아니라, 당신의 믿음을 치료하는 중일 뿐이다. 그렇게 해서 당신은 진심으로 원하는, 변화된 삶을 누릴 수 있다.

당신의 기적을 준비하라. 거래 성립 도구가 있다

이 도구는 완전하고 확고한 믿음에 관한 것이다. 즉 아직은 확인할 수 없더라도, 확언, 기도, 청원을 위한 문장에 대해 이미 응답을 받았다고 여기는 것이다. 내가 가장 좋아하는 방법은 자신을 다시금 환기시키고 올바른 마음가짐을 갖는 것인데, 두 농부의 이야기를 나에게 대입해 보는 것이다. 이 이야기는 다양한 맥락으로 들어 봤을 것이다. 그중에서도 내가 좋아하는 것은 「믿음의 승부(Facing the Giants)」라는 축구 영화에서 주인공 테일러 코치가 팀을 승리로 이끌면서 영적으로나 직업적으로 다양한 시련을 겪는 장면이다. 영화에서는 또 다른 등장인물 브리지스가 코치에게 농부의 이야기를 들려준다.

"두 명의 농부가 있는데, 두 사람에겐 비가 절실히 필요하죠. 그래서 두 사람 모두 비를 내려달라고 기도를 했어요. 하지만 두 사람 중 한 사람만 밭에 나가 비를 맞을 준비를 했죠. 어느 농부가 믿고 비를 불러왔다고 생각하세요?"

테일러 코치가 물었다.

"비를 불러오기 위해 밭을 준비한 사람이지 않을까?"

브리지스는 이렇게 대답한다.

"하느님은 준비된 자에게만 비를 보낼 겁니다. 비를 받기 위해선 밭을 준비해야 하죠."

나는 문제가 해결되거나 내가 원한 거래가 성립되었을 때마다 이 이야기를 떠올린다. 내가 꿈꾸고 기도하던 건강과 부유함 그리고 가장 이상적인 삶의 기적을 이미 경험하고 있는 것이라면, 내 다음 단계는 또 어떨지 상상하곤 한다.

"믿지 않는 것보다 믿는 것이 낫다.
그렇게 함으로써 모든 것을 가능성의 영역 안으로
가져올 수 있다."

– 알버트 아인슈타인

당신이 합심하고 있지 않을 때

이 장에서는 여러분이 부정적인 사람들과 마주쳤을 때, 무엇을 해야 하는지 포함하여, 기적의 발현에 대한 믿음을 확립하고 유지하면서 긍정적인 태도를 유지하는 방법을 설명한다. 당신과 마찬가지로 기적을 원하지만, 어떤 이유에서인지 당신의 사고방식에 믿음을 갖지 않는 사람들이 있다면 어떻게 해야 할까? 이것은 기도와 청원이 작동되지 않는다는 뜻일까? 절대로 그렇지 않다. 사람들이 당신에게 동의하든 또는 같은 믿음을 가지고 있든 아니든 그것은 중요하지 않다. 당신이 매일할 수 있는 것과, 절대자가 당신을 안내하도록 하기만 하면 된다. 또 당신은 절대자의 존재가 곤란한 상황에 처한 사람들에게, 자신의 일을 할 수 있도록 안내할 거라고 믿는 것이다. 개인적인 경험으로도 이것이 사실임을 알 수 있다. 이 책의 앞부분에서 언급했듯이, 남편과 나는 항상다른 믿음을 갖고 있었다. 하지만 어려움에 직면했을 때, 우리는 여전히 강력한 팀이었고 각자가 문제 해결을 위해 노력했다. 그리고 목표에 도달하기 위해 서로에게 기여했다. 우리는 합의된 계획도 없었고, 종종 서로가 무엇을 하거나 생각하는지도 모른 채 그것을 실행하고 있었다.

이 도구는 우리 집을 지키는 데 어떻게 우리를 도와주었는가

결혼 초(2장에서 언급한 남편이 꿈의 집을 짓기 전)에 있었던 일이다. 당시 우리 가족은 큰 시련을 겪고 있었다. 팔려고 내놓은 임대주택뿐 아니라 남편이 일하는 데 필요한 장비까지 잃을 처지에 놓여 있었다. 하루하루가 지옥 같았고, 날마다 불안하고 우울한 마음에 시달리고 있었다. 남편에게 부과된 청구서를 함께 부담하고 싶었지만 일을 할 상황이 아니었다.

남편은 어떻게 자신도 모르게 비가 올 밭을 준비했는가

이 기간 동안, 남편은 일주일에 7일, 때로는 하루 12~18시간을 일하면서, 더 많은 돈을 집으로 가져오려고 할 수 있는 것이면 모두 했다. 이제 남편이 나에게 손가락질을 하며, 모든 것을 잃게 된 원인은 일을 하지 않고 빈둥거린 내 잘못이라고 한탄할 것 같은 지경에 이르렀다. 모든 것을 포기하고 그냥 침대에 누워 버리고 싶었다. 상황이 너무도 절망적이라서 문제를 해결할 수 있을 것 같은 기미가 보이지 않았다. 만약 남편이 나를 비난하는 것을 선택했다면 우린 부딪혔을 것이다. 그랬더라면 우리가 실제로 했던 것만큼 빠르게 긍정적인 결과를 얻지도 못했을 것이다. 다행히도 남편은 그렇게 하지 않았다. 그는 가족이 필요한 만큼 돈을 벌기 위해 혼자 장시간 일하기로 선택했다. 자신도 모르게 '비가 올 때를 대비해 밭을 준비하고' 있었고, 이 노력은 우리가 필요로 하는 돈을 마련할 수 있도록 기적을 가져왔다.

나는 어떻게 알고 비가 올 밭을 준비했는가

나는 남편의 육체적인 노력을 보면서, 그도 비를 기다리는 농부의 비유에 동의할 것이라고 생각한다. 하지만 남편은 결코 종교적이거나 영성을 믿는 사람이 아니었다. 긍정의 힘을 믿거나 거래 성립을 믿는 사람도 아니었다. 이 때문에 기적을 준비하기 위해 내가 무엇을 하고 있는지 언급하지 않았다.

나는 청구서 지불을 위해 육체적인 일을 할 수가 없었다. 그렇기 때문에 집에서 두려움과 결핍, 부족, 의심의 기운을 불러들이는 생각과 믿음을 바꾸기 위해, 할 수 있는 것들을 찾았다. 30일 간의 여유 시간을 주며 집을 비워 달라는 통지를 받았을 때, 청구서를 발행한 사람들이 15분마다 전화를 걸어 왔을 때, 나는 걱정하거나 울면서 하루를 보내지 않았다. 그 대신 기적을 불러들이기로 했다. 나는 모든 청구서 비용이 지불될 것이라고 상상하면서 준비를 했다. 그렇게 6개월간 청구서를 발행한 사람에게서 걸려오는 전화를 피하지 않고 받으면서, 내가 현실이 되기를 바라는 것을 그들에게 말해 주었다. "지금 전화를 하려고 했어요. 우리가 기다리고 있던 돈이 들어올 것이라는 소식을 전하려고요. 팔린 부동산 대금이 곧 들어올 거예요!"

때때로 바꿔서 이렇게 말하기도 했다.

"남편이 방금 큰 공사를 마쳤는데, 우리가 진 모든 빚을 감당할 만큼 충분한 돈입니다. 일주일 정도 시간이 걸릴 것으로 생각하고 있어요. 이번 주에는 독촉 전화를 받지 않을 수 있도록 저희 계정에 이 점을 메모해 주세요. 기꺼이 협력해 줘서 감사합니다."

새로운 말투는 정말로 기분이 좋고 재미있었다! 그보다 더 중요한 건 큰 소리로 말할수록, 내가 말하는 것이 사실로 믿어지기 시작했다는 점이다!

참고

빚쟁이들에게 더 이상 독촉 전화를 하지 말고 메모하라고 한 이유는, 전화벨이 울릴 때마다 청구서를 지불하지 않았다는 사실을 상기시켰기 때문이다. '경이로운 마음가짐의 세계'에 발을 들여놓은 이상, 사실이길 원하는 것과 반대로 생각하게 하거나 관심을 끄는 가혹한 현실은 생략하기로 했다.

이 기간 동안 나는 우리 집에 대해서도 각별히 신경을 썼다. 좀 더 효율적으로 활용할 수 있도록 바꾸려고 청소를 하고 재정비하기 시작했다. 내가 절실히 원하는 직업을 구하기엔 아직 정신적으로 충분하지 않다면, 가족과 함께 행복한 미래를 위해 우리 집을 사랑스럽게 바꾸기로 마음먹었다. 그것은 내가 기도하는 것이기도 했다! 나는 우리 집이 그대로 남아 있을 것임을 확고히 하기 위해 할 수 있는 것들을 모두 했다! 장식품과 가족사진에서 먼지를 털어 내고, 각각의 물품을 만질 때마다 감사를 표했다.

"이 안전하고 따뜻한 집에서 지금까지 담보 대출금을 지불할 수 있어서 감사합니다." 그리고 최대한 빨리 정신적으로도 일할 수 있는 상태가 되기 위해, 건강을 위한 자기 긍정의 확언으로 바꿔 말했다. "매일 모든 면에서 좋아지고 있으며, 이제 나에게 딱 맞는 직업으로 신성한 안내를 받고 싶습니다!"

이러한 확언들은 신성의 개입을 원한다고 분명히 선언하는 것이었고 우주와 절대자를 향한 기도였다. 집을 청소하고 정리한 육체적인 활동은, 내가 원하는 거래를 성립시키기 위해 취한 활성화 단계였다!

어떤 일이 있더라도 기적의 마음가짐을 유지하라

이 시기에 우리 가족의 상황을 잘 알고 있던 한 친척이 나를 불렀다. 나에게 무슨 일을 하고 있느냐고 묻기에 "집을 청소하고 재정비하고 있어요." 하고 대답했다. 그러자 "아니, 짐을 싸서 이사 준비를 해야 하는 거 아냐?" 하고 되물었다. "아니요. 우린 곧 들어올 돈을 기다리고 있고, 청구서를 해결하는 데 충분할 거예요!"

그 즉시 친척의 태도가 바뀌었고 내가 느끼는 에너지도 변하는 것을 알 수 있었다. 친척은 더 이상 우리를 걱정하지 않았고 우리의 상황도 좋아졌다. 정확히 내가 원하던 변화였다. 우리에게 보내는 걱정의 기운은 상황을 바꾸는 데 아무런 도움도 되지 않았다. 걱정은 두려움을 증폭시킬 뿐이라서 배제하고 싶었다! 다른 사람이 일정 수준 이상으로 우리에게 기적이 일어날 것임을 믿어 준다면, 우리 역시 좀 더 빨리 기적을 맞이할 수 있다는 것을 나는 알고 있었다!

희망이 있는 곳에 기적이 있다.

내면의 안내자와 기회의 알림을 주목하라

내가 두려움 없이 말하고 생각하고, 전화를 받기 시작한 바로 그 주에, 남편은 누군가의 집에서 작업을 하고 있었다. 어느 날, 집 주인 여자가 남편에게 말했다. "딸이 다니는 기독교 학교에서 성 패트릭의 날 복권을 팔고 있는데, 당첨금이 1만 달러라네요. 한 장은 5달러, 다섯 장은 20달러라니 구입해 보세요." 남편은 티켓 5장을 샀는데 나에겐 알리지 않았다. 그 주말은 성 패트릭의 날이자 내 생일이기도 했다. 그날 어떤 여성에게서 전화가 걸려 왔다. 남편이 전화를 받았는데 전화를 받는 중에 남편의 태도가 점점 변해 갔다. 자꾸 이상해 하고 어색한 표정을 지었다.

이윽고 남편이 전화를 끊고 말했다. "티켓 판매원이 그러는데, 내가 1만 달러짜리 복권에 당첨되었다는군." 그리고는 이번 주 초에 5장의 티켓을 사게 된 경위를 설명했다. 이어 "그 말을 믿어야 할지 말아야 할지 모르겠어. 혹시 내가 속고 있는 건 아니겠지?"라고 덧붙이며, "월요일에 학교에 전화를 걸어 사실인지 알아봅시다."라고 했다.

물론 남은 주말을 덤덤하게 보내기는 쉽지 않았다. 이 돈은 우리의 상황을 일거에 바꿀 수 있고, 사실이라면 너무 좋아서 소름이 돋을 지경이었다. 의심의 여지없이 이것이 바로 '거래 성립'이라는 걸 알 수 있었다. 내가 원하고, 준비했고, 나를 기다리던 기적이 마침내 우리에게 온 것이다!

드디어 월요일 아침이 되었고, 학교에 전화를 걸었을 때 내가 이미 확신하고 있던 것들이 확인되었다. "맞아요. 당신이 그 1만 달러짜리 복권에 당첨되었답니다. 당첨금은 즉시, 아무때나 받을 수 있어요!"

수표는 모든 것을 잃기 직전에 우리 가족을 구했고, 앞으로 더 많은 기적이 찾아올 것이기에 나는 진심으로 기뻐했다. 그 달 말에 우리가 내놓은 임대주택을 구입할 사람도 돈을 마련했다!

── 4주차 활성화 단계 : '거래 성립'을 이루는 방법 ──

첫 번째 실행 단계 : 어떻게 믿는가?

기적에 관한 실화나 서적, 영화, 팟캐스트, 유튜브 비디오를 구글로 검색한 뒤, 틈틈이 휴대폰에 저장해 둔다. 이번 4주차는 긍정적인 것들만 설명하겠다. (책의 나머지 부분은 더욱 좋아진다!) 절대자에게 접속하는 것을 잊지 말고, 어디서 어떤 정보가 가장 영감을 줄지 내면의 안내자에게 요청한다. 그런 다음 다시 당신에게 들어오는 정보나 책, 웹사이트 또는 관심을 끄는 아이디어를 보고 듣는다. 이 모든 정보들을 팀원들과 공유함으로써, 긍정적인 요소가 최소한 2배의 효과를 낼 수 있도록 한다.

두 번째 실행 스텝 : 기적을 청원하라

다른 사람이 "오늘은 어떻게 지냈어?" 또는 "인생에서 새로운 것은 무엇인가?"라고 물었을 때, 자동적으로 대답할 수 있는 한두 가지 긍정의 문구를 만들어 두어라. 이런 질문을 받으면 처음엔 로봇처럼 굳어 버려 아무 대답도 못할 수 있다. 당신의 몸과 뇌는 컴퓨터처럼 정교하게 작동하고 있고, 최고의 결과를 불러오고 받을 수 있도록 항상 재조정하고 있다. 좋다. 이 작업도 재미있을 것 같다!

다음으로 팀원들과 연습할 수 있는 훌륭한 실행 단계를 설명할 텐데, 이 단계는 당신의 말이 사실이라고 느껴질 때까지 모두가 편하게 의견을 표현하는 것이다. 즉 서로에게 문자를 보내거나 하루를 어떻게 지내는지 물어본다. 이는 기적을 불러오기 위한 새로운 문장을 유도하기 위한 것이며, 매우 유쾌한 방법이기도 하다. 이런 식으로, 가족이나 친구들이 어떻게 지내는지 물어봤을 때, 사실이라고 느껴지는 긍정적인 반응이 나오면, 그 즉시 당신의 뇌는 재조정 된다!

세 번째 실행 단계 : 거래 성립을 준비하라

당신이 만들려고 하는 이상적인 삶이 지금 내 눈 앞에 펼쳐져 있다고 상상해 보자. 더 가까이, 더 빨리 상상할 수 있는 다음 단계는 무엇일까?

예 : 혼자 또는 팀과 함께해야 할 단계

먼저, 당신의 현실에 들여놓고 싶은 무언가를 선택하라. 예를 들면 아름다운 해변에서 보내는 휴가, 하지만 그에 필요한 자금이 없는. 이제 아마존 사이트로 쇼핑하러 가서, 나중을 위해 그 여행에 필요한 아이템을 장바구니에 담아 둔다. 실제로 그것을 구매할 의도로 말이다. 또는 여행에서 입고 싶은 새로운 수영복을 찾아보거나, 해변에서 드러내고 싶은 몸을 만들기 위해 다이어트를 시작한다. 만약 당신이 새로운 집을 구입하고 싶지만 은행의 신용이 부족하다면, 주택 담보대출 전문가에게 상담하고, 신용을 향상시키기 위해 어떤 조치를 해야 하는지 물어본다. 그런 다음, 당신이 살고 싶은 동네에 있는, 팔려고 내놓은 집에 가서, 가구를 어떻게 배치하면 좋을지, 벽은 어떻게 칠할지 상상한다. 당신이 지금 실제로 돈을 쓰고 있지 않다는 것은 중요하지 않다. 그저 마음의 준비를 하고, 당신이 원하는 변화된 삶이 사실인지, 또는 거기에 다가가면서 흥분을 느껴 보는 것이 전부다!

내 마음의
거래 성립은
내 인생의 거래 성립을
만들어 낸다!

내 이상적인 기적

_____ (빈 칸을 채운다) 은

저 멀리 오직 믿음으로

나를 기다리는

거래 성립이다.

삶에서
마법처럼 받는 것

내가 200명의 사람들에게 강연하는 어떤 행사에 와 있는 장면을 상상해 보자. 내가 청중 가운데 1명을 무대 위로 불러냈다. 그녀는 몸에 딱 붙는 형광 황록색의 물방울 무늬 드레스를 입은, 몸매가 뚱뚱하고 다부진 여성이다. 난 그녀를 '헬가'라고 부를 것이다. 그녀가 밝게 빛나는 무대로 올라왔을 때, 나는 지역 신문을 건네주고, 무대에 서서 혼자 기사를 읽어 보라고 요청한다. 그리고 이렇게 말한다.

"내가 요청한 것이 별로 마음에 들지 않을 거예요. 하지만 이 실험이 효과를 거두려면 내 지시를 정확히 따라야 해요." 그리곤 청중들을 향해 이렇게 말한다.

"여러분은 신문을 읽는 헬가를 보면서, 예를 들어 '그녀의 신발이 보기 싫다.'거나 '드레스가 별로다.'와 같은 부정적인 생각을 하기 바랍니다. 물론 그 생각들은 사실이 아니고, 여러분이 믿는 것도 아닙니다.

그저 사실인 척하는 것뿐이죠! 헬가가 신문을 읽는 것에 집중하는 동안, 여러분은 1분 동안 내가 지시한 대로 하는 겁니다. 1분 뒤엔 알람이 울릴 겁니다."

우리는 이런 실험을 두 번 할 것이며, 두 번째 시작할 때는 헬가의 귀에 대고 뭔가를 속삭일 것이다.

워크숍에서 실제로 한 실험 결과

청중들과 헬가에게 1분 동안 느낀 것과 신경 쓰이는 것에 대해 물었다. 먼저 청중들의 대답이다.

"불편했다!"

"끔찍했다."

"내 인생에서 가장 긴 순간이었다!"

"부정적인 생각을 하느라 힘들었다!"

그리고 헬가는 다음과 같이 대답했다.

"읽는 데 집중할 수가 없었다!"

"내 생각이 모호하게 느껴졌다!"

"서 있기가 힘들었고, 뒤로 밀려나는 느낌이었다!"

2분이 지난 뒤, 다시 청중들에게 물었고 대답은 다음과 같았다.

"이번엔 더 힘들었다!"

"집중할 수가 없었다!"

"부정적으로 생각하느라 힘들었다!"

"처음 했을 때보다 시간이 더 길게 느껴졌다!"

반면 헬가는 이렇게 대답했다.

"힘이 나는 것 같았고 서 있어도 별 문제가 없었다!"

"느낌이 좋았다!"

"시간이 빨리 지나갔다!"

내가 2분 전에 헬가의 귀에 뭐라고 속삭였는지 아는가?

무슨 말을 했기에 실험 참가자들이 모두 처음과 완전히 다른 경험을 하게 되었을까?

나는 헬가에게, 우리가 2분 동안 청중들에게 사랑, 빛과 긍정적인 생각을 보낼 것이라고 속삭였다. 예를 들어, "나는 여러분에게 사랑과 축복을 보낼 것입니다.", "천사에게 여러분을 사랑과 빛으로 감싸 달라고 부탁할 것입니다.", "여러분에게 감사할 것입니다." 또는 그녀에게 청중들에 대해 다음과 같이 긍정적인 생각을 할 것이라고 말했다. "여러분의 머리 스타일을 좋아해요.", "여러분이 입고 있는 옷은 정말로 예쁘군요." 비록 꾸며 낸 것일지라도 그녀가 기본적으로 생각할 수 있는 모든 긍정적인 요소들이다!

이 실험에서 무엇보다 놀라운 것은, 긍정적인 생각을 반드시 믿을 필요는 없다는 점이다. 즉 청중들이 헬가에 대해 마음속으로 부정적인 생각을 하지 않는 것과 마찬가지로, 우리 역시 그것을 의도하기만 하는 것이다. 청중들은 단지 마음속으로 의도하기만 했을 뿐이지만, 헬가는 그 효과를 톡톡히 누릴 수 있었다. 만약 여러분이 진심으로 그것을 믿는다면 결과는 훨씬 더 강렬할 것이다!

나는 이 사례를 자주 활용한다. 사람들에게 생각이 얼마나 강력한지 일깨워 주기 때문이다. 부정적인 생각은 실제로 아프거나 기분을 나쁘게 할 수 있다. 또 부정적으로 생각하는 대상에게 부정적인 영향을 미친다. 부정적인 생각들은 불평하고 있는 어떤 대상이 개선하는 데 아무 도움이 되지 않으며, 오히려 상황을 더 악화시킨다.

다음은 누군가 일에서 당신의 기대치를 밑돌거나(사무실에서 일을 잘하지 못하거나), 식료품점 계산대에 줄 서 있는데 계산이 너무 오래 걸릴 때 일어날 수 있는 일이다. '맙소사, 이 사람은 영원히 일을 잘할 수 없을 거야. 이 회사는 출납원들을 전부 해고해야 해!' 하지만 이렇게

생각하는 대신에, 좋은 생각, 긍정적인 생각, 도움을 줄 의도로,

'이 출납원은 분명 힘든 하루를 보냈을 거야. 갑자기 몰려든 손님들 때문에 힘들어 하는 출납원들이 얼른 적응할 수 있도록 긍정적인 생각을 보내야지. 여기서 일하는 사람들을 위해 더 많은 긍정적인 생각들을 보내 주면, 저 아름다운 여성이 스트레스를 덜 수 있을 거야!'

또는

'난 방금 출납원이 입고 있는 파란색 옷이 그녀의 눈을 돋보이게 한다는 것을 알게 됐어. 계산대에 도착하는 대로 곧바로 말해 줘야겠어!'

아니면

'출납원이 마지막 고객에게 정말로 잘 대처하는군. 이제 내 앞엔 세 명밖에 안 남았어. 곧 끝날 거야!'라고 생각할 수 있다.

비밀 무기 도구

다른 사람들과 관련된 것이라 해도, 사실이었으면 하는 것들만 생각하기 바란다. 그것이 실제로 그 사람들에게 더 나은 것을 하도록 돕기 때문이다! 그들의 긍정적인 면을 찾아라. 그런 다음 부정적인 생각에 계속 머물고 싶어 하는 마음을 떼어내라.

당신의 생각은 사람들을 발전시키거나 무너뜨릴 수 있다. 큰 소리로 말하든, 생각만 하든, 사실이든 아니든 상관없다. 에너지 즉 기운의 측면에서 봤을 때는 모두 동일하기 때문이다.

이런 상황에 대해 고려하지 않고, 우리 대부분은 자신에게 부정적인 생각을 집중시키는 경향이 있다. 왜냐하면 그것이 정신 건강에 얼마나 해로운지 잘 모르기 때문이다. 우리가 자신을 어떻게 대하는지 잠시 생각해 보자. 예를 들어, 거울을 볼 때 '나는 뚱뚱해서(또는 저체중 또는 너무 키가 크거나 작다는 등) 싫어!'와 같이 생각하거나 말하며, 다음과 같이 말하는 것을 볼 수 있지 않은가?

"나는 _____이 더 컸으면, 또는 _____이 조금 작았으면 좋겠어."

"내 _____가 나아지는 대로, 내 완벽한 _____을 찾을 것이다!"

우리는 신체에 대해 부정적으로 말하거나 생각함으로써, 무의식적으로 건강한 신체에 대한 목표를 방해한다. 이는 곧 당신이 현실이길 바라지 않는 예언들을 만들어 낸다.

이렇듯 자신과의 부정적인 대화는 암이나 당뇨 같은 중대한 병 또는 감기나 독감 같이 비교적 사소한 질병에 걸렸을 때조차도 건강을 매우 해롭게 한다. 자신의 신체에 대해 부정적인 감정을 갖는 것은 자신에 대해 행하는 최악의 행동이다. 이 습관을 버리지 않으면 신체를 치유하고 기적을 경험하거나 또는 의식적·무의식적으로 자신이 원하는 긍정적인 변화를 이끌어 낼 수 없다. 또한 변화와 치유를 위한 동기부여에도 도움이 되지 않는다.

미라클 마그넷 도구

지금까지 다른 사람들에 대해 긍정적으로 생각하고 말하는 것이, 당신과 그들의 하루에 얼마나 놀라운 영향을 미칠 수 있는지 설명했다. 하지만 다음에 설명하는 것처럼 생각하고, 자신에 대해 긍정적으로 말하면 마법이 일어난다! 왜냐고? 그것들을 하면 기분이 좋아지고 다르게 행동할 것이기 때문이다. 그런 당신은 자연스럽게 더 자주 웃게 될 것이고, 더 좋은 느낌과 빛을 발산하게 될 것이다. 친구들과 가족들은 당신이 확연히 달라 보이고, 무엇 때문에 이렇게 새로워진 것인지 묻기 시작할 것이다. 낯선 사람은 당신을 돕기 위해 길을 비켜 줄 것이며, 당신은 어디를 가든 최상의 서비스를 받게 될 것이다. 생각과 말을 바꾼 당신은 긍정적인 환경을 만드는 매력적인 사람일 뿐 아니라, '기적을 불러오는 자석'이 될 것이다!

사랑 또는 긍정적인 의도는 기적을 불러오는 자석이다. 우리가 세상에 주는 것은 그대로 돌려받기 때문이다.

처음으로 사랑의 신호를 보냈을 때 난 몹시 화가 난 상태였다

남편과 결혼한 지 10년이 지났을 무렵 관계에 심각한 위기가 찾아왔음을 느낄 수 있었다. 약 6개월 동안 우리는 티격태격하며 이혼 가능성까지 언급하고 있었다. 어느 날, 앞방에 사진을 걸고 싶어서 남편에게 도움을 요청했다. 그는 알았다고 대답했지만, 하고 싶지 않은 일이었는지 결국 우리는 사진을 거는 문제로 대판 싸우게 되었다. 대화는 격정적이었고, 나는 다른 선택지가 필요하다는 걸 깨달았다. 그곳에 남아 계속 말다툼을 하는 대신 사진은 신경 쓰지 말라고 말하고 나서 반대쪽 방으로 갔다. 그리고는 남편에게 사랑으로 가득 찬 아름다운 분홍색 빛을 보내기 시작했다. 비록 매우 화가 났고, 울었고, 남편에게 사랑을 느낄 수 없었지만, 남편을 둘러싸고 있는 빛을 상상했다. 또한 나는 진실

하고 무조건적인 치유의 사랑을 만들려는 나의 의도를 확대해 달라고 절대자에게 요청했다. 마음을 그렇게 가라앉히면서 몇 분 동안 생각하고 난 뒤, 나 자신을 바쁘게 만들고 마음을 떨치게 하는 무언가를 했다.

15분도 안 되어 남편이 방으로 들어오더니 사과를 했다. 결혼생활 동안 남편이 먼저 사과한 것은 처음이었다! 이 경험은 우리 관계에서 매우 중요한 전환점이 되었다. 내가 앞서 언급한 치유의 시작을 알리는 신호였다. 이것은 사랑이, 아니 적어도 사랑의 의도가 결혼생활의 갈등을 치유할 수 있다는 명백한 증거가 된다는 것을 입증해 주었다! 이제 결혼 20년차가 되었고 남편은 며칠 전 우리가 마지막으로 싸운 때가 기억도 안 난다고 말했다. 우리 둘 다 그저 몇 년 전이었을 거라고 합의했다!

단 한 번의 치유

이 책 전체에 걸쳐 언급했듯이, 비록 다른 사람이 당신만큼 도구를 잘 활용하지 못하더라도, 당신은 자신뿐 아니라 다른 사람을 위해서도 기적을 활성화할 수 있는 능력을 갖고 있다. 위에서 언급한 사례도 확실히 거기에 해당된다. 당시 나는 남편의 감정과 상관없이 우리의 결혼생활을 치유하겠다는 의도를 갖고 있었다. 그래서 남편을 생각할 때마다 무조건적으로 과장된 사랑을 보내거나, 우리 관계의 양상이 더 좋아지고 달라지길 바라는 의도를 표현했다. 가장 중요한 것은 우리가 다투거나 감정이 상했을 때, 그렇게 했기 때문에 부정적인 기운을 전환하고, 사실이기 바라는 것에 집중할 수 있었다.

참고

그 사람과의 관계가 즉시 바뀔 거라고 기대하지 마라. 이 책의 도구를 활용하여 생각하고 말하는 것에 유의하면서 치유되길 바라고 믿어라!

'F'로 시작하는 단어의 사용

좋은 생각이나 사랑의 의도조차 누군가에게, 또는 상황에 보내기 어렵거나 불가능하다고 느껴질 때, 'F'로 시작하는 단어의 사용은 주목해야 하는 문제가 될 수 있다. 아니, 난 'Fuck(욕설)'를 말하는 게 아니다. 난 'Forgiveness(용서)'를 말하고 있다. 기적에 관해 설명할 때 용서에 관한 내용이 빠진다면 이야기가 완결되지 않을 것이다. 이 부분을 읽고 나면, 몇몇 사람은 이 부분을 건너뛸 준비를 하거나 이 책을 그냥 덮어버릴 것이란 것을 안다. 왜냐하면 당신은 잘못한 사람이나 잘못한 일은 용서 받을 만하지 않다고 느끼기 때문이다!

결국 이 아이디어의 문제는, 당신이 질병이나 계속되는 사건 사고,

건강을 위한 휴식의 부족 혹은 당신이 가진 치명적인 약점이 무엇이든, 용서를 받지 못한 채 대가를 치를 수 있다는 점이다.

헬가의 사례와, 내가 진행한 워크숍을 떠올려 보자. 우리가 세상에 내보내는 생각이나 말은 다시 우리에게 되돌아온다. 또한 대부분의 시간 동안 '좋은 생각'을 하고 있다 하더라도, 우리가 수시로 하게 되는 부정적인 생각의 나쁜 영향에서 완전히 벗어날 수 있는 것은 아니다. 이는 용서가 어렵다고 생각하는 사람이나, 어떤 조직, 종교 단체, 정당서도 예외가 될 수 없다. 다른 사람의 행동이나 믿음을 용인하라는 뜻이 아니다. 비난의 에너지를 만들어 내며 시간을 낭비하는 선택을 하지 말라는 것이다. 다른 사람을 변화시키려는 시도는 불가능에 가깝다. 그보다는 당신이 경험하고 싶은 긍정적인 일에 초점을 맞추는 것이다.

그럼에도 만약 당신이 그렇게 하고 싶다면 기억할 것이 있다. 다른 사람에 대한 끝없는 혐오는 그들에게 영향을 미치기보다는 당신 자신에게 더 나쁜 영향을 끼친다. 중요한 것은, 용서의 결여는 종종 당신의 기적을 가로막는다.

잃을 게 없었다

내가 이 개념을 처음 이해하게 되었을 때, 이미 우울증을 극복하고, 살던 집을 잃을 뻔한 위기를 이겨낸 상태였다. 그런데 다시금 내 몸을 점령해 버린 두드러기라는 새로운 상황에 속박 당하고 있는 나를 발견했다. 남편과 나는 새롭고 더 큰 경제적 목표를 가지고 있었고, 주택 대출금을 모두 갚을 수 있을 정도로 돈도 충분히 있었다. 그렇기에 꿈에 그리던 집을 짓겠다는 원대한 포부를 품었다. 내가 어떻게 이토록 많은 어려움을 극복해 냈는지 의아할 정도였다. 그러던 내가 몇 달 만에 다시 예전과 거의 똑같은 문제 때문에 고민하고 있었다(하나는 건강, 다른 하나는 돈과 관련이 있었다). 이 상황을 생각하면서 마음속으로 용서를 떠올리기 시작했다. 내가 원하는 것이 무엇이든, 나에게 잘못했던 사람들을 용서하지 않으면, 끝없는 악순환에서 결코 벗어나지 못할 거라는 생각에 이르게 되었다. 용서는 기적으로 향하는 길을 열어 준다. 내가 가장 좋아하는 스승 마리안 윌리엄슨은 용서에 대해 이렇게 말했다. "용서란 그 사람의 지금 모습을 바라보는 선택이다. 우리가 누군가에게 미치도록 화가 났을 때 우리는 성을 낸다. 그들이 말하는 무언가 또는 이전에 했던 무언가 때문이다. 과거를 보냄으로써, 우리는 우리의 불평거리를 대체할 기적을 위한 공간을 만들어 낸다."

처음에는 이런 내 생각에 의구심이 들었다. 내 생각에는 최소한 이 시점에서만큼은 정말로 누군가를 용서해야 할 사람이 없는 것처럼 느껴졌다. 반면 나는 항상 두 걸음 앞으로 가다가 한 걸음 뒤로 물러서서 머뭇거리는 것처럼 보인다는 것을 부인할 수 없었다. 나는 용서가 내 인생에서 이렇게 큰 영향을 미칠 것이라곤 생각도 못했다. 하지만 결국 몇몇 사람들의 이름을 떠올렸고, 나에게 잘못한 것이 있다고 여겨질 수 있는 그들을 용서하기로 했다. 내가 잃을 게 뭐가 있겠는가?

그런데 목록을 만들기 시작하면서 아직도 내려놓지 못하고 있는 어린 시절의 상처가 아주 많다는 사실을 알 수 있었다. 이를 깨닫고 무척 놀랐다. 어떤 경우는 사건은 떠오르지만 그 사람의 이름이 생각나지 않기도 했다.

여름학교에 가지 않는 한, 다음 학년으로 올라가면 안 된다고 다들 이야기했음에도 불구하고, 2학년 선생님이 나를 상급 학년으로 올라가게 한 일이 있었다. 무리해서 다음 학년으로 올라간 나는 항상 다른 학생들에게 뒤처져 엄청난 스트레스와 당혹감을 느껴야 했다. 난 이것을 말리지 않은 부모님부터 용서하기로 했다.

중학교 때는 첫 남자친구와 사귀기 시작했지만, 그는 나를 뜨거운 감자를 손에 쥔 것마냥 나를 바닥에 내동댕이쳤다. 이것은 내 자아와 자존심에 큰 상처를 입혔다! 설상가상으로 그의 전 여자친구는 불량한 학생들과 어울렸는데, 내가 자신의 남자친구를 빼앗아 갔다며 싸움을 걸어 왔다. 내가 자살까지 고려할 만큼 그녀와 친구들은 1년간 나를 괴롭혔다. 나는 오랫동안 그들에 대해 생각하지 않고 있었다. 하지만 이제 나의 용서 목록에 그들을 추가하면서, 그들이 나에게 저지른 일의 무게를 여전히 짊어지고 있었다는 사실을 깨달을 수 있었다.

이 이야기는 나 자신을 용서하는 내용은 포함하지 않고, 1시간 동안 종이 한 장 전체를 채운 목록의 몇 가지 예에 불과하다. 이 과정을 마치고 나자 무거운 가방을 내려놓은 것처럼 마음이 가볍고 밝아진 느낌이 들고 기분이 좋아졌다. 나는 지금도 매년 1월이면 이 과정을 반복하고 있다. 한 해를 시작하는 멋진 방법이라고 생각한다.

용서하는 과정에 필요한 도구

먼저, 절대자에게 접속하고, 내가 용서해야 할 사람이들 누구인지 물어보라. 이 과정을 통해 드러날 것이다. 당신에게 잘못을 저질렀거나 또는 당신이 소홀히 대했던 사람과 생각해 낼 수 있는 모든 상황을 적는다. 만약 이름이 떠오르지 않거나 기억 나지 않는다면, 그들이 한 일에 대한 기억을 적으면 된다. 다 작성하고 나면 마음이 내키는 대로 종이를 찢어 버리거나 태워 버린다. 그런 다음, 다음과 같이 용서를 위한 자기 암시 확언을 한다. "난 너에게 축복을 보내. 이제 너에게 사랑과 용서를 보내고 너를 자유롭게 할 거야. 넌 더 이상 나를 붙잡고 있지 않아. 이제 난 건강한 삶과 내가 마땅히 받아야 할 ＿＿＿＿ 원하는 기적을 적는다 을 요청할 거야."

그리고 그 사람이나 상황이 떠오를 때마다 이 확언을 반복한다. 이렇게 하면 그들을 해방시켜 주고자 하는 당신의 확고한 의도를 느낄 수 있을 것이다. 이것은 정말로 쉽고 간단하다. 약속할 수 있다.

이 과정을 이행한 뒤에는 내면의 안내자에게 각별히 주의를 기울여라. 예를 들어, 누군가가 당신에게 도움을 줄 상담사를 소개한다거나 어떤 치료사에 관한 광고가 계속 눈에 띌 수 있다. 또는 당신이 이겨내고 싶은 문제를 전문적으로 다루는 지원 단체를 갑자기 알게 될 수도 있다. 그럴 땐 자신에게 물어봐라. '이것이 나를 치유하고 기적으로 향하는 최선의 다음 단계인가?'

그저 당신이 보고 느끼는 것에 주의를 기울이면 된다. 그 치료사에게 연락하는 상상을 하면 기분이 좋은가, 무거운가? 그 지원 단체를 찾아가는 상상을 하면 발걸음이 가볍고 경쾌한가? 이것이 내면의 안내에서 비롯된 다음 단계라면, 이 책에서 제시했던 다른 모든 도구들이 자리를 잡을 수 있도록 촉진하거나 특효약이 될 것이다.

나약한 자는 결코 용서할 수 없다.
용서는 강한 자의 속성이다.

– 마하트마 간디

5주차 활성화 단계 : 실험 모임

(다음 단계에서 전체 장을 결합한다.)

이제 이 장의 첫부분부터 연습해 볼 시간이다. 아래의 지침을 따른다.
(다음 3가지는 실제 실험 전에 호스트가 수행해야 할 작업이다.)

친구, 가족 또는 팀 초대

- 이 실험을 수행하려면 최소 3명이 필요하지만 사람이 더 많을수록 더 좋다! 당신이 앞에 서서 실험 과정을 안내하는 동안, 모든 손님들이 앉을 수 있을 만큼의 넓은 공간을 확보해야 한다.

  초대한 사람들에게, 이 흥미로운 실험에 대해, 놀라운 책을 읽고 방금 알게 되었으며, 참여를 통해 결과를 즉시 경험해 보라고 말해 준다.

- 지시 사항 외에 자세한 내용은 알려 주지 않는다. 실험이 완료되기 전에 그들의 의식이 결과를 결정하는 것을 원하지 않기 때문이다. (물론, 만약 기적을 위한 팀과 함께 하고 있다면, 그들은 무엇을 기대할 것인지 이미 알고 있을 수 있지만 그것은 괜찮다. 어떤 사람은 애초부터 아예 실험을 믿지 않는다고 결정하는 자기암시적 예언을 할 수도 있다. 하지만 팀원들은 이 책을 읽고 자신들의 부정적인 믿음을 바꾸려 하고

있으므로, 실험을 비난하거나 무시하거나 오염시킬 가능성이 거의 없다.)

- 피실험자가 실험 중에 읽을 내용을 고른다. 이것은 결과에 영향을 미칠 수 있으므로, 부정적인 느낌이나 강한 긍정의 감정을 불러일으키지 않는 중립적인 내용이 좋다. 나는 지역 소식지나 신문 연예면을 선호한다.

- 봉사자를 2명 요청한다. 1명은 피실험자이고, 다른 1명은 피실험자와 손님들의 의견을 기록하게 한다. 아무도 봉사자 역할을 하려고 들지 않으려 할 경우, 흐름을 잘 따르는 성격이 원만한 사람을 피실험자로 선택하고, 꼼꼼이 적을 수 있는 사람을 기록 요원으로 지정한다.

- 피실험자를 불러내 당신 옆에 서게 한 다음, 읽기 자료를 건네주고 조용히 읽게 한다. 내용을 읽는 동안 다른 것들을 생각하지 않도록 주의를 준다. (실험 시간 내내 두 사람은 두 번 다 서 있어야 한다!)

첫 번째 실행 단계 : 피실험자에게 다음 내용을 읽어 준다

"당신은 내 요청이 마음에 들지 않을 수 있어요. 하지만 이 실험이 제대로 효과를 내려면 지시를 정확히 따라야 합니다.

이제 (피실험자의 이름을 기입한다) 신문을 읽은 뒤, 1분 동안 의도적으로 손님들에 대해 부정적인 생각을 하십시오. 예를 들어 '나는 그녀

의 신발이 싫어.'라든가 '저 드레스는 촌스러워 보여.'라든가, 당신이 생각할 수 있는 것은 무엇이든 좋습니다. 다만 그것들을 믿을 필요는 없고, 진심인 척할 수는 있습니다.

1분이 되면 알람이 울릴 겁니다."

두 번째 실행 단계

벨이 울리면 읽기를 중단할 수 있으며, 당신과 함께 방 앞에 서 있어야 한다고 말한다.

- 기록 요원이 모든 사람의 의견을 기록할 준비가 되었는지 확인한다.
- 각각의 손님들에게 1분간 자신이 경험한 것을 설명해 달라고 요청한다. 그런 다음 피실험자에게도 어떤 경험을 했는지 묻는다.

세 번째 실행 단계

- 이제 양해를 구하고 손님들이 당신의 말을 들을 수 없도록, 피실험자와 함께 다른 방으로 간다. 그리고 피실험자에게 다음 지시를 내린다.
- "이번에 1분 동안 할 일은, 당신과 내가 손님들에게 좋은 감정이나 또는 사랑의 감정을 의도적으로 보내는 것입니다. 당신이 생각할 수

있는 건강과 행복, 사랑 또는 다른 긍정적인 것들, 그리고 당신이 손님들을 알지 못하거나 진심이 아니더라도 감사와 아름다운 빛들이 손님들을 감싸고 있는 모습을 상상해 보세요! (피실험자에게 눈을 감거나 손님들 머리 위를 쳐다보면서 좋은 생각을 보내라고 요청한다. 눈을 마주치면 산만해지므로 이 방법이 효과적이다!)

- 다시 안방으로 돌아간다. 손님들에게 처음 1분 동안 했던 것과 같은 지시를 따르라고 지시한다(필요할 경우 지시사항을 다시 읽는다).

타이머를 눌러 1분을 잰다.

네 번째 실행 단계

- 타이머가 알림을 울리면 중단한다.
- 손님들에게 이번엔 무엇을 느꼈는지, 처음 1분 때와 다른 점이 있었는지 물어본다.
- 피실험자에게 이번엔 무엇을 느꼈는지, 처음 1분 때와 다른 점이 있었는지 물어본다.
- 다음 내용을 소리 내어 읽는다. "이제 실험은 끝났습니다. 저는 이 실험에서 일반적으로 일어나는 일에 대해 요약하고, 이 그룹의 반응을 비교해 보겠습니다. 결과를 다 읽은 뒤에 이 실험이 무엇을 증명하는지 설명해 드리겠습니다."

- 손님들의 첫 1분 동안의 반응에 대해 읽는다.
  - "불편했다!"
  - "불쾌했다!"
  - "엄청 지루하고 길게 느껴졌다!"
  - "부정적인 생각을 해야 해서 힘들었다!"
- 피실험자의 첫 1분 동안의 반응에 대해 읽는다.
  - "읽는 것에 집중하기가 어려웠다!"
  - "생각이 안개처럼 느껴졌다!"
  - "서 있기가 불편했다. 뒤로 밀려나는 것 같았다!"

(모든 실험 참가자가 실험 중에 신체적인 경험을 하며, 손님들은 피실험자가 어지러워하거나 앞뒤로 흔들리는 모습을 보았다고 꼭 말해야 한다.)

- 손님들의 두 번째 1분에 대한 반응을 읽는다.
  - "이번에는 첫 번째보다 훨씬 더 힘들었다!"
  - "집중할 수가 없었다!"
  - "부정적인 것들을 생각해야 해서 힘들었다!"
  - "이 시간은 처음 1분보다 더 길게 느껴졌다!"
- 피실험자의 두 번째 1분에 대한 반응을 읽는다.
  - "힘이 솟아나는 것 같았고 서 있는 데 문제가 없었다!"
  - "기분이 좋아졌다!"
  - "시간이 빨리 지나갔다!"

5장 _ 삶에서 마법처럼 받는 것

- 실험의 반응을 검토하여 일반적인 반응과 비교한다.
- 손님들에게 첫 번째와 두 번째의 유일한 차이는, 두 번째에는 당신과 피실험자가 긍정적인 생각과 의도된 좋은 감정을 보낸 것이다. 또 건강과 행복, 사랑 또는 다른 긍정적인 것들이 그들을 둘러싸는 아름다운 빛을 상상했을 뿐이라고 말한다. 개인적으로 그들을 알지 못하더라도 감사를 표하라!
- 실험을 요약하고 설명한다.
- "이 실험은 생각하고 있는 것을 말로 표현하지 않을 때조차도 생각이 얼마나 강력한 영향을 미치는지 이해할 수 있는 흥미로운 방법입니다! 생각은 정말로 주변 사람들에게 영향을 미칩니다! 만약 여러분이 이 실험을 즐겼다면, 여러분만의 독서 클럽을 만들고, 생각을 활용하여 여러분의 삶과 주변 세상을 긍정적으로 변화시켜 보세요!"

*참고 : 만약 손님들이 2분간 했던 부정적인 생각을 하기가 더 쉽다는 것을 안다면 이것은 무엇을 의미할까? 이것은 사람들 스스로 긍정의 에너지를 만들지 못하고, 기분이 좋아지거나 더 많은 에너지를 얻기 위해 무의식적으로 다른 사람에게 의지하고 집착한다는 것을 의미한다. 왜 그렇게 생각하느냐고? 왜냐하면 누군가 부정적이거나 긍정적으로 변할 때, 긍정의 에너지는 자연스럽게 부정적인 사람을 '중화'한다. 그러면 부정적인 문제에 집중할 힘을 잃게 되거나, 긍정을 발신하는 사람에 대해 부정적인 감정을 갖지 않게 된다. 하지만 긍정의 에너지가 전달되

었음에도 부정적인 에너지가 더욱 활기를 띠게 되는 현상은 왜일까? 이는 내면의 안내, 지속적인 행복 및 에너지를 얻기 위해 정기적으로 절대자에게 연결되지 않고 있다는 신호이다. 그 결과 왕성한 폭식 에너지를 받거나 빈곤의 악순환을 만들어 낸다. 당신이 며칠 동안 굶었는데, 사람들이 갑자기 당신에게 음식을 던져 주기 시작했다고 가정해 보자. 언제 다시 음식을 먹게 될지 모르기 때문에, 배가 불러도 계속 음식을 삼키게 될 것이다. 배가 고픈 기분이 너무도 끔찍한 나머지 다음 시간까지 배를 곯지 않으려면, 먹을 수 있는 건 무엇이든 먹으려 할 것이다. 이것은 에너지에도 해당된다.

이것이 여러분에게도 해당되는지 알아보려면 자신에게 질문을 던져 보라. 1시간 정도 누군가를 방문했을 때를 떠올려 보자. 헤어질 때쯤 상대방이 얼마나 피곤한지 언급하거나, 커피가 필요하다고 말하던가? 아니면 미팅을 시작할 때보다 명백히 피곤하거나 지쳐 보이는가?

당신의 에너지 수준은 어떤가? 만약 힘이 넘치고, 방문 전보다 긍정적이거나 엄청난 양의 커피를 마신 것처럼 느껴지는가? 그렇다면 당신은 무의식적으로 다른 사람의 긍정 에너지를 흡수하고 있을지 모른다.

반대로 주변 사람들이 당신을 만난 뒤, 피곤하거나 힘이 빠지는 것을 느낀 적이 있는지 물어보라. 만약 대답이 '예'라면, 이 책을 계속 읽을 필요가 있다. 왜냐하면 이 책은 당신 자신의 에너지원에 접속하는 방법을 가르쳐 줄 것이기 때문이다. 그걸 알게 되면 당신은 더 이상 다른 사람의 에너지를 흡수하지 않을 것이고, 그들 역시 당신의 에너지를 쉽게 앗아갈 수 없게 될 것이다.

나는 어디를 가든
긍정적인 생각과
좋은 의도를 보낸다.
모든 부정적인 것들은
나의 방식대로
즉시 중화시킨다!

누군가가 당신을 심하게 괴롭히고 있고, 당신이 그들이나 그 상황에 대해 생각할 수 없을 만큼 어려운 시기를 보내고 있을 때 아래의 확언을 말하라. 그러면 당신은 그 사람과 그 문제에서 자유로워질 준비가 되었다. 기적의 해결책에 필요한 당신의 절대자에게 그 일을 보내고 있는 중이다.

축복을 드리며,
사랑(또는 좋은 의도)을 보냅니다.
이제 나는
해방되었습니다!

자신에게 투자하라

이제 당신은 우주와 당신을 둘러싼 모든 이들에게 대담한 행동을 위할 것이다. 당신은 당신이 원하던 거래가 성립된다는 것을 기대하고 받아들이기 때문이다. 새로운 당신은 내면으로부터 외부로의 변화를 시작하며, 더 이상 오래된 과거의 문제(질병, 우울증, 외로움, 자기 연민 등)에 연연하지 않을 것이다. 그리고 오늘부터 당신은 의식적으로 또 무의식적으로 깊고 심오한 변화를 만드는 도구를 배우고 세상과 소통하게 될 것이다. 이 도구들은 예전의 당신이 아니라는 사실을 매일 상기시켜 주며, 당신 또한 더 이상 예전의 방식을 고수하지 않을 것이다!

새로운 당신을 위한 새로운 일상의 도구

예전의 당신과 다른 아침을 시작하라. 이런 식으로 매일 자신의 삶이 변화하고 개선되고 있음을 스스로에게 상기시켜 주어라. 아침에 15분 정도 일찍 일어나 서두르지 않고 명상이나 요가, 성서 읽기, 운동, 일기 쓰기, 기도, 안내 쪽지 등 하나 이상으로 하루를 시작할 수 있게 알람을 설정해 둔다. 나는 절대자에게 접속한 뒤, 조용한 아침시간에 30분 정도를 머물면서 다음과 같은 작업을 수행한다.

- 과일과 채소, 분말 뼈 육수, 콜라겐 등 하나 이상의 건강 단백질 음료를 섭취한다.
- 절대자와 천사, 내면의 안내자가 하루에 대한 메시지와 영감을 줄 수 있도록 긍정 확언 또는 인용문 카드 읽기. 이렇게 하면 혼자가 아니며 모든 목표와 해야 할 일 목록을 쉽게 달성할 수 있도록 안내 받고 있다는 사실을 시각적으로 상기시킬 수 있다.
- 하루 동안 불안하거나 벅차게 느낀 모든 것들에서 벗어나기 위한 기도.

나는 이 시간을 매우 특별히 다룬다. 몸과 영혼이 필요로 하는 건강한 영양소를 섭취하면서 하루를 시작하기에 아주 좋은 시간이기 때문이다. 또 몸과 마음, 영혼 그리고 절대자와 내가 소통하는 시간이며, 그날을 위한 최선의 다음 단계를 듣는 시간이기도 하다.

새로운 모습으로 하루를 이어 가라

- 하루 종일 지금까지와는 다른 선택을 한다! 일을 하기 위해서나 방문을 해야 할 때 다른 길로 운전해서 가는 것을 고려하라. 점심시간에 새로운 취미를 위한 웹 세미나를 들어 보거나, 방문한 적이 없는 식료품, 쇼핑, 식당 등 새로운 장소를 찾아가 보는 것도 좋다. 이전에 먹어 본 적이 없는 음식을 시도해 보는 것도 좋다.
- 퇴근 후 집으로 돌아갈 때는 새로운 길을 선택하고, 전에 만들어 본 적 없는 음식을 만들어 저녁식사를 마친 뒤, 새로운 활동으로 긴장을 풀어 준다. 보통의 경우 TV를 시청했다면, 팟캐스트나 오디오북을 듣거나, 다양한 아이디어를 소개하고 퍼즐을 즐길 수 있는 온라인 워크숍에 참여하고, 와인 한 잔을 곁들인 목욕으로 긴장을 풀어 주는 것도 좋다. (이 책에서 제시하는 숙제를 하기에도 좋은 시간이 될 것이다.)

무의식의 알림 도구 만들기

이 도구를 활용할 때 내가 가장 좋아하는 방법은, 모든 계정의 암호를 긍정의 확언으로 변경하는 것이다. 계정 하나에 2개의 암호를 사용하는 것이다. 먼저 머릿속으로 암호를 바꾼 뒤, 로그인할 때마다 긍정의 암호를 무의식에 확언하는 것이다.

이 간단하고 새로운 방법만으로도 확언이 되어, 당신의 몸과 마음과 영혼이 적극적으로 변하고 있음을 믿고 느끼는 과정을 시작할 수 있다.

샘플 암호

- 섹시하고 건강하다(자신의 이름)
- 돈을 끌어당기는 자석(자신의 이름)
- 나는 기적의 엄마(혹은 아빠)
- 진정한 사랑이 나를 찾아왔다(연도 포함)
- 나는 이제 건강하고 부유하다.
- 나는 지금 행복하고 앞으로도 그러하다.

이러한 변화가 작동하는 이유

새로운 행위나 생각을 일상에 통합하면, 정말로 새로운 자신으로 변화할 수 있으며, 이는 과학으로도 증명된 일이다. 새로운 것을 하게 되면 사용하지 않고 있는 뇌를 자극하여, 새로운 신경회로를 자극하고 새로운 습관이나 새로운 삶을 만들어 낼 수 있다. 당신이 발견하고자 하는 비밀의 오아시스로 가는 하이킹 코스를 가정해 보자. 처음에는 오아시스로 갈 때 길을 잃지 않기 위해, 지금 어디에 있고 어디로 가고 있는지 매우 세심하게 주의를 기울일 것이다. 하지만 하이킹 코스가 익숙해지면 나중에는 주의를 기울이지 않고도 오아시스에 도착할 수 있을 것이다. 자신을 위해 새로운 경로를 만드는 것도 같은 원리이다. 그저 첫 번째 단계를 밟을 수 있을 만큼 믿음을 가지면 된다. 그렇게 하면 절대자와 뇌의 새로운 경로가 당신을 이끌어 줄 것이다.

의식적인 선택을 하라.
그 선택은 당신이 받을 거라고 믿고 있는 변화된 삶을
알려 주는 무의식적인 알람이 될 것이다.

대화의 도구에 무언가를 주어 보자

이제, 생각은 하고 있었지만 자신감이 없고 동기부여가 안 돼서 실행하지 못하고 있던 외적 변화를 주기에 좋은 시점이 되었다. 헤어스타일을 새로 하거나 염색을 한다거나, 평소와 다른 스타일의 옷을 산다거나, 다른 색상의 립스틱을 골라 보라. 남자라면 수염을 기르거나 깎을 수도 있다. 이러한 작은 변화들은 단지 거기에 머물러 있지 않는다. 이 작은 변화는 거울을 볼 때마다 또는 가족이나 친구를 만날 때마다, 당신이 더 이상 같은 사람이 아니라는 사실을 보여 준다. 비록 사람들이 그 변화를 정확히 알아차리지 못하고, '뭔가 달라졌어!'라고 말하더라도 놀라지 마라. 이러한 변화는 당신이 인생에서 기적을 활성화하는 과정에 있다는 것을 스스로에게 상기시켜 주는 멋진 알람이다.

변명은 상황에 갇혀 있게 하고 계속 비참하게 한다

내가 헤어스타일리스트라는 직업을 좋아했던 이유 가운데 하나는, 사람들이 긍정적으로 변화할 수 있도록 도울 수 있다는 점이었다. 헤어스타일리스트로 일하면서, 이미지에 변화를 주는 것은 자신이 원하는 내면의 변화를 촉진하는 매개체라는 것을 깨달았기에, 사람들에게 종종 새로운 모습을 제안하곤 했다. 특히 손님이 이혼(또는 어떤 이별)을 했거나, 싫어하는 일을 억지로 하고 있거나, 우울할 때처럼 삶의 특정 영역에 갇혀 있다고 느낄 때 그랬다.

　그들 가운데 약 절반은 머리 손질을 다 마치기도 전에 "기분이 좀 나아졌나요?"라고 물으면 그렇다고 대답했다. 하지만 다른 절반의 사람들은 처음부터 어떠한 종류의 변화도 거부했다. 그들은 '반드시'라고 해도 좋을 정도로 변명거리와 이유를 갖고 있다. 그들은 "난 당신이 아니에요. 살을 뺄 때까진 헤어스타일을 바꾸기 싫어요." 또는 "내 인생에서 ＿＿＿＿＿＿＿＿＿_{빈 칸을 채움}이 일어나면 그때 바꿀 거예요."라고 대답했다.

　많은 여성들이 현재 자신이 원하는 곳에 있지 않다며, 외모에 변화를 주기 싫어한다는 사실이 놀랍기만 하다. 조금 더 자세히 말하자면 종종 "아직 그럴 자격이 없어요."라거나 "이렇게 뚱뚱한 몸에 돈을 낭비하고 싶지 않아요.", "원하는 몸무게가 되면 그때 새 옷을 살 거예요."라는 식으로 말하며 변화에 저항감을 드러낸다.

이들은 자신을 싫어하는 다양한 방법들을 알고 있었다. 또 이들은 체중에 변화를 주려 하기보다는 현재에 익숙해져 무기력한 모습을 보였다. 특히 다음과 같은 경우다.

- "나에겐 전신 거울이 없어요."
- "집을 한 번 나오면 내 모습을 보지 않아요."
- "쇼핑을 하거나 옷을 입어 보는 건 질색이에요. 저렴한 가격에다 신축성이 좋고, 사이즈도 세 가지밖에 없고 간편해서 온라인에서만 옷을 구입해요."

만약 당신이 위의 사례에 공감한다면 이렇게 물어보고 싶다. "만약 세상이, 당신이 좋아하지 않는 것들을 피해 돌아간다면 변화를 만들고 싶은 욕구가 생기겠는가?" 아마도 그럴 것 같지 않다! 이런 마음가짐으로는 거울을 보지 않게 되고, 옷가게에 들르는 것을 피하고, 자신의 몸을 미워하고, 비참한 상황을 받아들이는 편이 훨씬 더 쉽다. 그 결과 '나쁜 하루'를 보내고 난 뒤, 드라이브 스루를 통과하여 300칼로리의 햄버거를 사 먹게 될 것이다. 이런 자신에 대해 약간의 죄책감을 느낄 수도 있기 때문에, 가끔 자신에게 주는 그런 선물은 벗어나기가 어렵다. 그리고 이는 너무도 많은 사람들이 받아들이고 있는 현상이다!

어떤 사람은 자기혐오가 강력한 동기부여가 된다고 믿는 경우도 있다. 언젠가 한 여성이 이렇게 말했다. "내 모습이 너무도 싫어서 결국은 체중 감량을 해야겠다는 동기부여가 되는 것 같아요."

이는 지난 20년 동안 수많은 사람들과 함께 일해 온 내 경험과는 완전히 배치된다. 삶에서 무언가 변화시키고자 할 때는, 앞서 위에서 언급했던 간단한 방법부터 시작하는 것이 좋다. 그것은 체중을 감량하고, 이상적인 직업을 찾고, 이상적인 짝을 찾는 것처럼, 긍정적이고 지속적인 삶의 변화를 위해 마법의 촉진제 역할을 한다.

어떻게 15년간 나 자신에게 거짓말을 했을까

내 변명은 직업적인 것이라기보다는 극히 개인적이다. 사실 나는 외적 변화의 여정을 시작하기 전까지 20년 동안이나 변하지 않기로 나 자신을 세뇌하고 있었다. 왜냐하면 그렇게 할 수 없다고 생각했기 때문이다!

변화는 내 40회째 생일에 찾아왔다. 돌고래들과 함께 수영을 하기 위해, 남편이 나를 바하마로 데려갔을 때였다. 기억하는 한 꿈의 휴가였고, 첫날 해변에 누워 마가리타를 홀짝이며 햇살에 흠뻑 젖었을 때는 정말이지 천국에 있는 것만 같았다. 나는 이 느긋하고, 거의 명상적인 상태에 있으면서, 나는 우주에다 40년간의 내 인생에서 할 수 있는 최고의 변화를 알려 달라고 요청했다. 그 순간, 내 마음의 눈이 어깨 위에

닿은 짧은 머리카락을 보았다. 그 비전은 내 얼굴에 커다란 미소를 가져다주었고, 순수하고 행복한 느낌을 불러왔다.

20대 때부터 머리를 등 한가운데까지 내려오도록 길렀기 때문에 이는 다소 놀라운 일이었다. 나는 짧은 머리를 좋아하지 않았고, 변화를 생각해 본 적도 없었다. 하지만 그 가능성에 매우 흥분하고 있음을 알게 되었다. 그런데도 잠시 뒤, 결코 헤어스타일을 바꿀 수 없을 거라는 생각이 들자 기가 막혔다. 그 좋은 행복한 상상 속에서 갑자기 '머리카락이 짧아지면 형편없이 꼬불꼬불해질 거야.'라는 부정적인 생각이 불쑥 생겨나 충격을 받았다. 나는 해변 의자에 앉아 큰 소리로 외쳤다. "버나데트, 넌 헤어스타일리스트야! 생계를 위해 사람들의 머리카락을 곧게 펴지만, 이젠 너 자신을 위해 머리카락에 원하는 건 뭐든지 할 수 있어!"

내가 헤어스타일을 더 짧게 할 수 없다고 여긴 것은 그동안 나 자신에게 해 온 거짓말이었다. 사실 내 머리카락은 15년 전 아들이 태어났을 때부터 물결 모양으로 아주 많이 펴져 있었다. 그럼에도 불구하고 내 생각에는 변함이 없었고, 오랫동안 프로그래밍된 믿음이 너무도 강한 나머지, 내 자신을 있는 그대로 받아들이지 못하고 있었다. 마음의 힘은 이토록 대단하다.

이 깨달음을 나에게 매우 큰 일이었고, 올해는 많은 변화가 일어날 거라는 확신이 들었다. 그렇게 생각하고 나니 머리를 자르러 집으로 돌아가고 싶어졌다. 한시라도 더 머물러 있고 싶지 않았다. 빨리 새로운 나를 만나고 싶었다!

단순하지만 이 급격한 변화를 일단 결심한 뒤로는 뒤를 돌아보지 않았다. 물론 처음에는 약간 어색했지만 변화를 선택한 것은 무엇보다 잘한 결정이었다. 짧은 생머리를 한, 거울에 비친 내 모습을 발견했을 때 나는 적잖이 놀랐다. 동시에 마음속으로 이렇게 외쳤다. "와우! 이제 오래된 나는 잊어버릴 거야. 이건 새로운 나야. 고리타분하던 아줌마는 사라졌고, 난 섹시해!"

자신에 찬 발걸음과 찰랑거리는 머리카락을 느끼며, 세상으로 나갈 준비와 새로운 시도를 할 준비가 되었다는 느낌이 들었다. 그 직후 나는 헤어스타일리스트 일을 그만두었다. 내가 꿈꿔 온, 인생을 변화시키는 변화 코치로 새 길을 걷기로 결심한 것이다.

6장 _ 자신에게 투자하라

6주차 활성화 단계 : 자신에게 투자하라

만약 자신에게 투자하지 않는다면, 우주나 그 무엇도 당신에게 관여하지 않을 것이다. 여성의 연애관계에서 이것은 특히 사실에 가깝다. 여성이 자신을 위해 시간과 돈을 투자하지 않는다면, 남자 역시 그녀의 인생을 위해 시간과 돈을 쓰고 싶지 않을 것이다. 이것은 목적 지향의 행동이라기보다는 보편적인 끌어당김의 법칙에 가깝다. 이 법칙에 따르면 '같은 부류는 서로 끌린다.'는 것이다. 즉 동료나 상사, 친구, 우주가 당신의 세계를 받아들이고, 또 당신의 기대를 반영하면서 활기차고 기쁘게 행동하는 것을 의미한다!

이번 장의 첫 부분에서, 자신과 세상에 '어제와 같은 낡은 내가 아니라는 것'을 공표하라고 했던 말을 기억할 것이다. 이제 다음과 같이 실행 단계를 통해, 자신과 미래를 위해 투자를 해야 한다. 당신이 취한 각 '투자 단계'를 기적을 위한 팀과 공유하고, 이러한 변화를 공유하면서 서로 책임감을 가질 수 있도록 한다. 결정을 내리기 전에 먼저 절대자에 접속한 뒤, 내면의 안내를 요청하고, 그것이 진정한 최선의 다음 단계인지 확인하라. 그리고 당신이 알고 있는 사람들에게 이 긍정적인 변화를 페이스북이나 다른 소셜 미디어를 통해 알려라. 이것은 실행 계획일 뿐만 아니라 "세상에 주의를 기울이고, 삶의 모든 영역에서 변화와 기적이 일어나길 기대하며, 더 이상 예전의 오래 되고 평범한 자신을 허용하지 않겠다."고 선언하는 것이며 약속이다. 무엇을 하든 재미있게 즐겨라.

첫 번째 실행 단계 : 자신을 위해 시간을 투자하라

닐슨 미디어 리서치에 따르면, 2018년에 평범한 미국인은 하루 평균 8시간 55분 동안 TV를 시청했다고 한다. 스스로를 향상시킬 시간이 없다고 말하고 싶을 때, 이 통계를 고려해 보자!

- 일간 계획표에서 '내 시간'을 설정하는 것부터 시작한다. 이것은 자신에게 주는 선물이며, 다른 누구의 시간도 아닌 자신만의 시간이다. 또한 이것은 당신이 우선순위로 두고 있는 가치를 창조하기 위해 우주에 던지는 암묵적인 표현이다. 자신을 매일 최우선 순위에 두기 때문에, 다른 사람들도 무의식적으로 당신을 최우선순위에 두는 것을 모방할 것이다.

- 평소보다 15분 빠르게 알람을 설정(지금 바로 실행!)해 둔다. 15분 동안 몸과 영혼에 양식을 주는 무언가를 한다. 건강에 좋은 음식을 먹거나, 하고 싶은 활동(요가·명상·일기 쓰기 등)을 선택할 수 있다. 한 가지만 고집할 필요는 없다. 내면의 안내를 받은 것이라면 무엇이든 시도하고, 원하는 만큼 번갈아 해도 된다. 우선 일주일 동안만 시도해 보라고 제안하지만, 그 15분을 계속 즐길 수 있을 거라고 장담한다. 그리고 그 시간은 곧 새로운 일상이 될 것이다.

- 매일 사용하는 최소 2개의 암호를 현실이 되기 바라는 긍정의 문구로 변경한다. 이렇게 하면 계정을 로그인할 때마다 잠재의식에 의도적으로 기적을 불러오는 긍정의 확언을 할 수 있다!

- 한 주의 일부 시간에는 출근 경로를 바꿔 보거나 아침에 새로운 음

식을 먹는 등 아침 일상에 변화를 준다.

두 번째 실행 단계 : 자신에게 돈을 투자하라

- 자신을 위해 평소와는 다른 데 돈을 쓴다. 만약 좀 더 풍요로워지기 위해 노력하고 있다면 이것은 특히 중요하다. 당연하지만 큰 액수의 돈을 쓸 필요는 없다. 자신이 가장 좋아하는 군것질에 2달러를 투자하는 것만으로도 기분이 좋아질 수 있고, 우주로부터 예상치 못한 긍정적인 반응을 불러올 수 있다.

- 이번 주에는 가족과 친구, 세상에 예전에 알고 있던 예전의 자신이 아니라는 걸 외모로 표현할 수 있도록 한 가지를 바꿔 본다! 이 흥분되는 변화를 위해, 지금 무엇을 바꾸고 개선할 것인지 결정하라. 새롭게 머리에 변화를 주기 위해 염색을 할 것인가? 아니면 스타일을 바꿀 것인가? 만약 결정했다면 실행을 위해 지금 일정을 잡아라! 쇼핑하러 가서 예전에 입었던 옷들과는 다른 스타일의 옷을 몇 벌쯤 사지 않겠는가? (좀 더 전문가다워 보이거나 우아하거나 섹시하고 독특한 옷.)

- 점심은 전과는 다른 것으로 먹어 본다. 아마도 조금 사치스럽게 보이는 음식을 먹거나 풍족함을 느끼게 해 주는 레스토랑에 가는 것도 좋다. 만약 커피와 디저트만 먹더라도 미래에는 돈 걱정 없이 완전한 식사를 하는 자신의 모습을 상상하면서, 오감을 이용해 분위

기를 즐기면서 한 입 한 입 음미한다!

내면이 아름다워지는 비결

이러한 변화에는 큰 비용이 들지 않는다. 만약 당신이 좀 더 변신하길 원하지만 지금 당장 거기에 맞는 예산이 없다면, 미용학교 졸업을 앞둔 스타일리스트를 찾아보는 것을 고려할 수 있다. 대부분의 사람들이 잘 모르고 있는 비결 하나를 알려 주겠다.

졸업을 앞둔 스타일리스트는 이미 대부분의 시험을 통과하고, 최종 자격증을 준비하는 동안 다소 여유롭게 시간을 보내고 있을 것이다. 이 학생들에게 부탁하면, 미용·메이크업 아티스트·에스테틱 강사들이 가르친 대로 하는지 확인하기 때문에 만족도가 높다. 즉 각 기능생들은 고객이 가장 좋은 경험을 할 수 있도록 하기 위해 모든 교육을 받는다. 따라서 화장이나 매니큐어, 페디큐어, 머리 손질 등 정말 멋진 솜씨를 경험할 수 있다. 또한 강사는 단계를 건너뛰지 않고 고객 서비스가 잘 이루어졌는지 손님에게 물어보며 확인하기도 한다. 단, 기능생들이 실제로 취업을 하고 나면, 이런 작은 부분들까지 세심하게 신경 쓰기 어렵다.

패션 중독자의 예산에 대한 도움말

저렴한 가격의 최신 패션은 TJ 맥스(Maxx), 로스(Ross), 벌링턴 코트 팩토리, 노드스트롬 랙(Nordstrom Rack) 등과 같은 온라인 및 할인 매장을 고려해 본다. 나는 이런 종류의 상점에서 좋아하는 상품들을 찾을 수 있었다. 하지만 상품의 종류가 너무 많아 압도 당하는 기분을 싫어하는 사람들도 있다. 여기서 패션 중독자인 내가 알게 된 몇 가지 구매 요령을 공유하려고 한다.

- 빽빽하게 들어찬 할인점에서 상품을 사고자 할 때, 어떤 종류의 상품을 살 것인지 미리 대강의 계획을 세워 둔다. 예를 들어, 애매하게 '새 옷을 다섯 벌 사야지.'라고 생각하기보다 '드레스 팬츠 두 벌, 드레스 셔츠 두 벌, 그리고 정장 세 벌' 등으로 구분하는 것이 좋다. 그렇지 않으면 무엇을 사러 왔는지 혼란에 빠져 결정을 못하거나 금방 피곤을 느낄 것이다.
- 쇼핑 목록에 포함된 상품을 판매하는 상점으로만 이동한다. 변신한 모습(즉 잘나가는 비즈니스우먼의 모습)을 연출하기 위해 새로운 셔츠가 필요하다면, 전문적으로 보이는 셔츠를 주로 판매하는 매장만 살펴보는 것이다. 이 상점들은 스타일이나 크기별로 상품을 분류해 두기 때문에 크게 어렵지 않을 것이다. 스웨터들은 모두 한 곳에 모아 두고 있고, 모든 코트도 함께 진열되어 있을 것이다.
- 피부 톤과 머리 색에 가장 어울리는 색상만 살펴본다. 왜냐하면

다양한 치수의 셔츠들을 다 살펴보면 피곤해질 것이다!

- 업그레이드 된 룩에 완성되고 세련된 감각을 더할 지갑과 구두를 살펴보는 것을 잊지 마라! 특히 인생에서 더 큰 성공과 번영을 위해 노력하고 있다면, 이런 종류의 상품은 풍요로운 마음을 가지는 데에 즉시 영향을 미친다. 또한 하루 종일 입고 있는 다른 어떤 옷보다 더 관심이 갈 것이다. '투자할 가치가 있어서 아름다운 구두와 멋진 지갑을 사는 거예요.'라고 사람들이 말하는 이유이다. 이 두 가지 상품에는 조금 돈을 써도 후회하지 않을 것이다.

위탁 판매점, 중고 판매점은 피하라

이런 종류의 상점에서도 종종 좋은 상품을 찾을 수 있으므로 반대하지는 않는다. 다만 이곳 상품들은 내 자신의 가치를 높이거나 풍요로운 마음가짐을 고양하고자 할 때의 첫 선택으로는 맞지 않다. 새로운 상품은 비용과 관계없이 '진정으로 나 자신에게 투자하고 있다.'는 사실을 더욱 명확히 표현할 수 있고, 역동적인 변화를 부드럽고 더 빠르게 가져온다고 생각한다. 그렇더라도, 어디서 쇼핑을 하든 항상 절대자에 접속한 뒤, 어떤 것이 가볍거나 무겁게 느껴지는지 내면의 안내자를 따르는 것이 좋다. 이는 당신이 육체적·정신적·영적으로 자신의 삶을 향상시키고자 할 때 최선의 다음 단계로 당신을 안내할 것이다!

**"자신에 대한 투자는 당신이 할 수 있는 최고의 투자다.
그것은 당신의 삶을 향상시켜 줄 뿐 아니라
주변 사람들의 삶도 향상시켜 줄 것이다."**

– 로빈 샤르마

세 번째 실행 단계 : 자신에게 에너지를 쏟아라

앞서 새로운 활동과 습관을 들이기 위해 공간을 재구성하는 데에 있어, 생각보다 우리에겐 시간이 많다고 언급했다. 우리의 에너지도 마찬가지다. 바쁜 일상으로 인해 압도 당하기 쉽고, 일과에서 벗어나 무언가를 할 수 있는 신체적·정신적 에너지가 없는 것처럼 느끼기 쉽다. 하지만 어디까지나 그렇게 믿을 때 해당되는 말이다! 이번 주는, 퇴근 후가까운 장래에 성취하고자 하는 것들에 에너지를 쏟는 방법을 설명할것이다. 즉 새로운 기술을 배우거나, 새로운 취미 또는 새로운 커리어를개발할 수도 있고, 몇 년 동안 해 보지 못했던 흥미로운 일을 하게 될수도 있다. 당신의 내외부를 밝혀 주는 것이면 어떤 것이든 될 수 있다!자신의 영혼을 빛나게 하는 활동에 시간과 에너지를 쓸 때, 그 빛은 좋은 것들을 더 많이 끌어당기고, 평범한 일상의 일과들을 더 잘해 낼 수있도록 충분한 에너지를 공급해 줄 것이다. 아래에는 가장 큰 긍정적인변화를 일으킬 수 있는 몇 가지 제안들이다.

- 항상 하고 싶었던 공부를 온라인 강의로 수강한다.
- 새로운 기술이나 취미를 알려 주는 웹 세미나 및 비디오를 시청한다.
- 통화할 시간을 내지 못했던 친구나 가족들에게 전화를 하거나 방문한다.
- 항상 꿈꿔 왔던 글쓰기를 시작한다.
- 짧게 산책을 한다.
- 명상을 하거나 요가를 배운다.

참고

20년 이상 사람들의 재창조를 도와준 경험에 의하면, 항상 보던 방식으로 당신을 바라보는 걸 좋아한다. 그렇게 보는 것이 더 편하게 느껴지기 때문이다. 하지만 변화를 모색할 때 이것을 걱정할 필요는 없다. 곧 새로운 당신에게 익숙해질 테니까! 배우자나 가까운 친구는 1개월이면 익숙해질 것이다. 당신을 기다리는 기적을 활성화하려면 신체적·정신적 변화가 이루어져야 한다.

나는 그만 한 가치가
있다는 걸 알고 있기에
나 자신에게
확실히 투자를 한다.

나는

백만 달러보다 더 큰

가치가 있다고 느끼고,

그것을

드러낸다!

사랑하거나
떠나보내거나

이번 장은 이 책에서 인생을 바꾸는 가장 중요한 부분이다. 당신의 절대자 또는 우주(위대한 권능)가 당신을 위해 충분히 빠르게 움직이지 않는다고 느낄 때, 또는 육체적·정신적·영적으로 갇혀 있다고 느끼며 삶을 변화시키고 기적을 창조하기 위한 최선의 다음 단계가 무엇인지 알 수 없을 때마다, 당신을 도와주는 장이 될 것이다.

이제부터 당신의 꿈과 희망, 기도에 대해 영향을 미치고 응답을 받지 못하도록 지연시키는 의식적·무의식적인 자기 파괴와 에너지를 차단하는 일상의 습관을 중단하기 위한 가장 빠른 방법들에 대해 설명하겠다.

당신은 한 가지를 실행하게 될 것인데, 바로 당신의 막힌 에너지를 뚫어 줄 물리적인 행동이다. 삶의 문제에 있어서 이것을 정신적인 작용과 결합하면(이 책의 다른 장에 있는 도구를 사용하는 것) 극적인 결과를 얻게 된다. 변화된 삶이 나타날 수 있도록 새로운 환경을 만드는 기운 찬 빅뱅이라고 생각하자!

이 운동은 모든 것, 심지어 무생물까지도 에너지로 이루어져 있다는 개념에 뿌리를 두고 있다. 바위를 예로 들어 보자. 눈으로 볼 때 비활성인 것처럼 보이지만, 분자 수준에서 본다면 에너지로 구성되어 있다. 실제로 고성능의 현미경으로 들여다보면 분자들이 움직이는 것을 볼 수 있다.

예민한 사람들은 암석의 차이 또는 이 집과 저 집의 차이를 금방 느낄 수 있다. 의식의 수준에서 이 에너지의 존재를 인식하지 못한다 하더라도 "저 건물에 들어갈 때마다 기분이 좋지 않다."거나 "좋아하는 의자에 앉아 정원을 바라보며 기분이 너무 좋아요!"라는 말을 한 번쯤은 들어 봤을 것이다. 이렇듯 무의식적으로, 당신은 건물이나 거기서 일하는 사람들의 에너지—긍정적이든 부정적이든—, 심지어 대자연의 에너지를 느낄 수 있다. 이 장의 후반부에서 이러한 다양한 감각과 경험에 기여하는 의식 및 무의식의 요소들에 대해 설명할 것이다.

이 장의 목적은 자신을 둘러싸고 있는 것들이, 알게 모르게 어떻게 긍정적·부정적 영향을 끼치고 있는지 의식적 인식을 높이려는 것이다. 즉 당신은 왜 말로 설명하기 어려운 좋은 날이나 행운의 순간 또는 설명할 수 없는 피곤함, 슬픔, 어쩌다 느끼는 느낌, 희망의 부족 등 고착화된 느낌을 받는 것일까?

현실에서 보이는 것들

이 책 전체를 통해 설명했듯이, 현실은 그 시점의 신념과 기대를 반영한다고 했다. 하지만 지금 현실이 원하는 것을 반영하지 못할 때, 상황이 완전히 전환될 수 있다는 가능성조차 믿기 어려워진다. 이러한 악순환을 깨고 자신이 원하는 삶으로 최대한 빨리 변화하려면 어떻게 해야할까? 주변 세계를 통해 받아들이고 해석하는 의식과 무의식, 그리고 잠재의식과 소통하는 방법을 바꿔 나가야 한다. 즉 나쁜 감정이나 기억에 얽매이지 않고, 일상의 환경에 있는 모든 사람과 모든 것들에 진정으로 사랑하고 감사하는 선택을 해야 한다. 가장 중요한 것은, 자신을 둘러싸고 있는 모든 것은 자신이 바라거나 꿈꾸거나 기도하는 것들과 달라서는 안 된다. 즉 3장에서 설명한 변화된 삶과 정반대일 수가 없다는 것이다.

예를 들어, 이상적인 삶은 행복한 결혼과 부유하고 건강한 생활이라고 가정하자. 이 이상적인 삶에서 배우자는 당신과의 관계를 소중히 여기는 진정한 영혼의 동반자이다. 이 사람과 결혼하면 가계 수입이 두 배로 늘어나 아주 편하게 생활하는 수준이 된다.

이제 다음은, 당신의 현실이라고 상상해 보자. 매일 아침 일어나면 가장 먼저 눈에 들어오는 것은 결혼식날의 당신과 전남편의 사진이다. 당신은 그 사진을 아이들을 위해 간직하고 있다고 스스로에게 말하며 (당신은 이제 혼자서 둘을 키우고 있다.), 아이들이 정상적인 정서를 유지할 수 있게 하고 있다. 하지만 현실은 사진을 볼 때마다 실패한 결혼 생활이 떠오르고, 독신에다 외롭다는 것을 상기시켜 주기 때문에 불편하다.

다음으로, 침대에서 일어나 욕실로 가서 샤워를 한다. 몸을 닦는데 수건이 닳아 구멍이 2개 나 있고 색도 바랜 것을 알아차린다. 그리고는 "괜찮아. 나 말고는 아무도 이 수건을 보지 않으니까. 손님이 올 때를 대비해 옷장에 잘 접어 넣어 둬야지."(실제로는 1년에 한 번 정도)라고 말한다. 또 "아이들은 수건에 묻은 얼룩을 알아차리지 못하니까 나도 모른 척해야지."라고 자신에게 말한다.

그런 다음 부엌으로 가서 친척에게 선물로 받은 그릇 세트를 사용해 아침 식사를 만들면서, 다시 한 번 무의식적으로 현재 이혼 중이라는 사실을 떠올린다. 당신과 아이들이 집을 떠날 준비가 되자(당신과 전 남편이 함께 선택했던 또 다른 부정적인 생각, 즉 당신은 이제 독신이고 혼자라는 사실을 암시하는 무의식 속의 부정적인 생각), 당신은 차 앞유리에 균열이 생긴 것을 발견한다. 하지만 어차피 돈을 내고 수리하거나 새 차를 살 돈이 없다는 사실이 다시금 떠오른다. 하지만 차를 몰고 얼른 병원에 가야 하기에 오래 생각하지 않는다. 이는 곧 두 달 전 응급실 방문에 대한 비용을 아직 지불하지 않았다는 것을 상기시킨다. 만약 빨리 응급실 비용을 지불하지 않으면 어디론가 불려 갈지도 모른다. 마지막으로, 아이들을 학교에 데려다주고, 안아 주고, 키스를 하고, 하루가 끝날 때쯤 아빠가 데리러 올 거라고 말한다. '그 사람의 주말'이기 때문에.

아이들에게 이렇게 말할 때, 당신은 가슴이 조여 오고 뱃속이 부글

거리는데, 이것은 토요일과 일요일을 다시금 홀로 보내야 한다는 것을 의미하기 때문이다.

현실의 삶이 이상적인 삶을 얼마나 방해하는가

위의 가정에서, 당신의 현실은 말 그대로 원하지 않는 기억들을 떠오르게 하는 것들로 가득 둘러싸여 있다. 결혼사진이나 그릇 세트, 살고 있는 집, 깨진 자동차 유리, 진료실 등은 가볍게 떠올리든 집중하든 중요하지 않다. 당신은 무의식과 잠재의식에, 미래의 외로움에 대해 두려움뿐 아니라, 실패와 결핍의 느낌, 상징적 의미, 과거의 좋지 않은 기억들을 뇌에 등록하고 있다. 그리고 이 항목들(또는 그것들에 대한 인식)은 이상적인 삶을 하루 종일 방해한다!

이런 감정과 기억들을 통제하는 데 능숙하고, 다른 사람과 자신에게 잘 숨길 수 있다는 것은 중요하지 않다. 사실 당신은 의식 수준에서 과거의 실패와 현재의 결핍을 자신에게 상기시키고 있다. 이렇게 무의식의 수준에서, 자신의 삶에서 현실이고 싶지 않은 것들을 정확히 상기시켜 주는 것들로 자신을 둘러싸고 있는 것이다. 앞으로 당신은 어떤 '주연상'도 받을 수 없을 뿐만 아니라, 당신이 받게 될 것은 이미 가지고 있는 것보다 훨씬 더 많다.

세상에 보이는 자신의 삶을 바꾸고 싶을 때
가장 중요한 것은
내면에서 무슨 일이 일어나고 있는지이다.
당신은 지금 어떻게 생각하고
어떻게 느끼고 어떻게 믿는가?
왜냐하면 내면의 믿음은
미래에 무엇이 가능할지 결정하기 때문이다.

좀전에 예로 들었던 가정에서는, 부정적인 생각에 방아쇠를 당기는 상황과, 무의식의 수준에서 그것들이 어떻게 당신의 몸과 마음에 등록되는지 살펴보았다. 그것은 하루를 시작할 때 약 2시간 동안 일어나는 일이다! 그렇다면 이제 다른 부정적인 기억들이 낮과 밤, 그리고 잠자리에 들 때까지, 어떻게 여러분의 삶에서 기적을 일으키지 못하게 방해하는지 상상해 보자.

직장의 사례

아마도 당신은 업무에 감사하지 않고 보수가 낮다는 느낌을 반영하고 있을지 모른다. 예를 들어, 개인적으로 무언가를 구입하고 싶지만 여러분의 돈이 없다거나, 혹은 책상에 놓을 완벽한 가족사진이 있었으면 좋겠

7장 _ 사랑하거나 떠나보내거나

지만 현재 가족이 없다. 이 때문에, 당신은 그 사진이 놓여 있어야 한다고 생각하는 책상을 볼 때마다, 혹은 벽을 보고 얼마나 드문드문 걸려 있는지를 볼 때마다, 자신이 원하는 것들이 하루 종일 떠오른다.

보통 사람들은 일주일에 5일, 하루 8시간 정도를 집 밖에서 일하면서 보낸다. 이는 일이 인생에서 가장 중요한 영향을 받는 영역의 하나라는 것을 의미한다. 이것은 또한 직장에 들어가는 모든 사람들에게 당신에 대해 말해 준다. 즉 그들에게 있어 당신은 누구이고, 당신이 얼마나 부유한지 그렇지 않은지, 어떤 기준으로 당신에게 받아들여질 것인지 알려 준다. 심지어 전에 만나 적이 없는 그 사람들에게 첫인상이 되기도 한다. 자신에게 이렇게 자문해 보라. '다른 사람들이 회의를 하기 위해 회의실에 모였을 때, 나에 대해 뭐라고 말할까?' 이 질문은 특히 당신이 승진에 실패했거나, 싫어하는 직업에 갇혀 있을 때 매우 깊은 깨달음을 안겨 줄 것이다.

이번 장의 유일한 도구 : 자기 방해를 경계하라

이 부분의 목적은, 갇혀 있다고 느끼거나 무언가 너무 느리게 움직인다고 느낄 때, 변화를 가속화하기 위한 방법을 배우기 위한 것이다. 이를 위해서는 먼저 자신을 둘러싸고 있는 환경이 어떻게 일상에 영향을 미치고, 우리가 바라는 기적을 활성화하려는 역량을 어떻게 방해하는지 알아야 한다. 이 부분의 유일한 도구는, 자기 방해가 입고 있는 다양한 망토들을 인식하게 되는 당신을 돕는 것이다. 이렇게 하면 자신의 삶을 재평가하는 과정에 있을 때, 자신을 둘러싸고 있는 환경들을 새로운 관점으로 바라볼 수 있게 된다. 당신은 이제 사랑할 것인지, 떠나게 내버려 둘 것인지 명확히 구별할 수 있게 될 것이다.

앞의 사례에서 보았듯이, 꿈꾸고 기도했던 삶으로 변화시키고 재창조하기 위해서는 주변 환경을 긍정적으로 정리할 필요가 있다. 이런 방식으로 의도적으로 일상생활에 다음과 같이 심오한 확언을 통합할 수 있다. '예전의 나는 오래된 나였고 지금의 나는 새로운 나다!' 환경을 바꾸지 않는 것은 의식적·무의식적·잠재의식적으로 가장 나쁜 유형의 자기 방해이다. 하지만 걱정하지 마라. 나는 당신을 움직이게 만들거나, 하고 싶지 않은 일을 하게 하지 않을 것이다. 다만 삶에서 우리가 어떻게 자기 방해를 위장하는지에 대해, 몇 가지 예를 제시하려고 한다.

나에게 배우는 사람들에게 들은 내용

워크숍에서 가장 많이 듣는 말은 '이번 장은 나에게 적용되지 않는다.'이다. 만약 당신이 그런 생각이 든다면, 이 장은 특히 당신을 위한 부분이기 때문에, 위험 신호로 받아들일 필요가 있다!

그들은 왜 주변 환경을 정리할 수 없는지에 대해 아래와 같이 이유를 들었다.

- "지난주, 지난달 또는 작년에 구세군에 물건을 가져다주었다."

- "내 파트너는 물건을 정리하지 못하는 강박감을 갖고 있어서 우리 관계에 문제를 일으킬 수 있다."
- "주변에 별 물건이 없다."
- "나는 이미 나를 둘러싸고 있는 모든 것을 사랑한다."

이러한 예를 끝없이 나열할 수 있다. 요점은 당신의 오래된 사고방식과 행동이 현재 당신이 처한 상황을 만들었다는 사실을 이해하는 것이다. 그러니 만약 진정으로 변화된 삶을 원한다면, 자신을 둘러싸고 있는 환경에 대해 몇 가지 작업을 할 필요가 있다!

당신이 다음 단계를 밟을 때, 원하지 않음을 나타내는 것들을 방출한다면, 즉시 원하는 것들이 더 많이 들어오기 시작할 것이다!

"우리는 줌으로써 받는다."

– 아시시의 성 프란치스코

──── 7주차 활성화 단계 : 원하는 미래와의 연계 ────

이 도구는 기본적으로 집을 청소하고 정리하는 동안, 당신을 둘러싸고 있는 좋지 않은 기운을 해독하고 청소하는 것을 필요로 한다. 쉽게 말해 당신이 꿈꾸는 '전환된 이상적인 삶'과 일치하지 않는 모든 것들을 제거하는 작업이다. 위에서 언급한 것과 같이 걱정할 필요는 없다. 예를 들어, 현재 가난하게 살고 있고 언젠가 부자가 되는 것이 꿈이라고 해서, 소유하고 있는 모든 것을 버려야 한다는 걸 의미하지 않기 때문이다. 단 자신을 둘러싼 물품들을 진정으로 사랑하는지, 그 물품들이 당신에게 긍정적인 경험만을 상기시키는지 자신에게 물어보는 것이다. 그렇지 않다면 진행하자!

염두에 두어야 할 것

절대자에 접속하는 과정을 통해, 내면의 안내자와 1장에서 설명한 도구를 사용한다. 즉 확신이 없을 때, 어떤 물품을 손에 들고 '어둡거나 무거운 느낌이 드는가? 아니면 밝은 느낌이 들거나 따분한 느낌이 드는가?'라고 자문한다.

'기적의 방' 선택하기

현재 변화를 위해 가장 초점을 맞추고 있는 삶의 영역과 관련된 하나의 방을 선택하고, 그곳에 집중하기를 제안한다. 예를 들어, 지금 연애생활에 집중하고 있다면 침실을 선택한다. 건강을 위해 일하고 있다면 부엌을 선택하고, 번영과 풍요를 위해 일하고 있다면 사무실이나 직장을 선택한다. (기억하라. 주중 내내 다음 단계를 이행해야 하므로, 만약 1개 이상의 방을 선택할 수 있다면 꼭 그렇게 해 보길 바란다!)

이 과정을 당신의 기적을 위한 팀에 알려 책임감을 유지하기 위해, 함께 공유할 과정 시작 전후의 사진을 찍어 둔다. 또는 페이스북 페이지의 '나를 기다리는 기적'란을 사진으로 찍어 두는 것을 고려해 보자. 다른 사람들은 물론이고, 심지어 당신의 팀원들조차도 이 부분에 대해서는 반감을 드러낼 수 있음을 염두에 두어야 한다. 만약 그렇다면, 그들의 반감을 인정하고 절대자에게 넘겨주어라. 당신의 임무는 서로가 마지막 결과에만 집중할 수 있도록 돕는 것. 즉 생활의 영역을 활기차게 정리하고 기적을 위한 적절한 공간을 만드는 데에 도움을 주는 것이다.

첫 번째 실행 단계 : 사랑이 아닌 것은

- 작년에 사용하지 않은 모든 물품에 초점을 맞춘다. 이는 당신이

그것을 사랑하지 않는다는 걸 의미하기 때문이다!

- 다음으로 기억이 가물가물한 것들을 살펴본다.
- 이제 당신이 만들고자 하는 변화된 삶과 기운이 맞지 않다고 생각되는 것들을 살펴본다!

예를 들어, 경제적인 풍요가 꿈이라면, 가난을 느끼게 하는 것을 찾는다. 특히 너무 많이 사용되거나 오래되어 기부하기도 부적절한 물품들을 찾는다. 한 번은 노숙자 쉼터를 위해 옷과 기부금을 받던 가톨릭 신부의 인터뷰를 본 적이 있다. 그는 '제발 구멍이 뚫렸거나 완전히 닳아 버린 물품들은 가져오지 말아 달라.'며 '집 없는 사람들이 인생에서 가장 어려운 이 기기에 존엄성과 자존심을 잃지 않도록 돕고 싶다.'고 말했다. 나는 그 신부님이 했던 말들을 매번 떠올리곤 한다. 만약 그 물품이 노숙자들에게 필요하지 않다면, 더 이상 나 또는 당신에게도 필요하지 않을 것이다.

기적을 위한 공간 만들기

이렇게 정리하면서, 이번 주에 작업하고 있는 방에서 표현하고 싶은 변화된 삶에 대해 생각해 본다. 만약 당신의 꿈이 로맨틱한 단짝을 끌어들이는 것이라면, 침실에 그를 위한 공간을 만들어 두어야 한다. 예를 들어, 옷장에 그가 옷을 걸 수 있도록 공간을 만드는 것이다. 집의 다른 부분을 지나칠 때에도 마찬가지로, 화장실이나 부엌에 그를 위한 공간을 만든다. 동시에 '독신자'라고 쓰인 명패나 당신이 독신자임을 확인시켜 주는 물품, 새로운 경이로운 삶을 위해 진정으로 바라는 것과 반대되는 이미지를 연상시키는 모든 것들을 없애라!

건강해지는 선택

만약 더 건강한 체중을 유지하고 싶다면, 부엌을 살펴보고 모든 불량식품을 버리고 건강한 음식으로 비축해 둔다. 만약 가족들이 새로운 식품을 좋아하지 않더라도 걱정하지 마라. 거기에도 해결 방법이 있다. 예를 들어, 나는 1년에 한두 번 정도 정화와 해독을 위한 다이어트를 하는데, 다른 식구들은 하지 않는다. 또 배가 고플 때만 건강한 음식을 선택할 수 있어서, 찬장과 냉장고에 별도로 나만의 선반을 만들어 두었다. 또한 쿠키나 소다 팝, 페이스트리를 거부하기란 너무 어려우므로, 가족들에게 미리 정크푸드 판매 코너에는 가지 않을 것이라고 말해 둔다. 그 물품들을 사려면 가족들이 직접 가야 한다. 그들이 정크푸드를 사 오면 나는 그것들을 조리대가 아닌 식료품 저장실에 넣어 둔다. 그래서 그것들은 '보이지 않고 마음에 없는' 것이 된다. 나는 건강해지는 것을 선택했기 때문에 의도적으로 방해 행위를 허용하지 않은 것이다!

청소 과정을 단순화하는 방법

선택한 방이나 거실을 빠르고 일반적인 방법으로 청소하면서 이 단계를 시작하는 것이 좋다. 당신이 1년 동안 사용하지 않은 물품 그리고 좋은 기억을 가지고 있지 않은 물건 또는 사랑스런 느낌이 들지 않는 잡동사니들을 손으로 잡아라. 눈에 보이는 아무것이나 집어 들고, 아직은 다른 것으로 대체할 만한 것이 없다는 걱정이나 생각은 두 번 다시 하지 마라. 그 점에 대해서는 이 장 뒷부분에서 설명할 것이다.

지금이 바로 당신의 삶의 영역에서 최대한 빨리 좋은 기운을 끌어모을 시기이다! 이 물품들은 많이 사용하지 않는 공간이나 방에 놓아두어라. (가족과 나는 1년에 두세 번 정도만 정식으로 저녁을 먹기 때문에, 그런 장소를 활용한다.) 어떤 공간을 선택하든 필요하다면 갈 수 있는 곳인지 확인하되, 물품들이 시야에서 벗어나, 마음에 떠오르지 않을 만큼 충분히 떨어져 있어야 한다.

두 번째 실행 단계 : 갇혀 있는 에너지 보관함을 찾기 위해 깊이 파라

물건을 꺼낸 뒤, 진공청소기로 모든 먼지와 때, 찌꺼기를 닦아 내면서 잘 살펴본다. 뚜렷한 목적 없이 하고 있는 것은 아닌지, 빠뜨린 부분이 없는지 찾아라. 나는 대부분의 물건들을 주저하지 않고 버리지만, 가끔

씩 가족들에게 뭔가 중요한 것이 있을 수 있다는 생각을 하곤 한다. 그럴 때는 상자에 넣어 둔 채로 보관하고 싶은 물건이 있는지, 아니면 부품을 잘 챙겨 둬야 하는지 물어본다. 대부분의 경우, 우리 가족은 내가 물건을 버리기 전에 상자 안을 들여다보는 만큼 신경을 쓰지 않는다. 한번은 20개나 되는 열쇠를 찾아냈는데, 왜 그렇게 많은지 아무도 모르는 게 아닌가! 나는 열쇠를 전부 버리고 잡동사니 보관함의 공간을 비워 두었다. 물건을 다시 넣기 전에 보관함을 정리하는 것을 잊지 말자. 아마존에는 물건을 쉽게 찾을 수 있게 하는 간단하고 저렴한 추첨 기획자들이 있다.

옷장

이곳은 내가 가장 청소하기 좋아하는 영역이다. 적어도 1년에 한 번쯤은 옷장 전체를 청소하고 있다. 기억하라. 만약 당신이 지난 한 해 동안 사용하지 않은 물건이 있다면, 당신은 그 물건이 필요하지 않을 가능성이 크다! 아주 많은 사람들이 더 이상 맞지 않은 옷을 붙들고 있는 것을 보면 정말 놀랍다. 그들은 비가 오거나 특별한 날에 그 옷을 입겠다고 비축하고 있는 것이다. 이런 옷들을 발견하는 즉시 입어 보고 높은 에너지원에 연결되었는지 확인한 뒤 자신에게 물어보라. '이 옷과 관련된 좋은 기억 때문에 애착을 갖고 있는 것인가, 아니면 지금 입으면 좋은 옷인가? 내일 입고 싶은 스타일인가? 피부에 마찰을 일으키는 부분은 없는가? 이 옷이 내 얼굴빛이나 머리 색깔과 어울리는가?' 헤어스타일리스트로서, 나이를 먹으면(약 7년 주기로) 머리카락과 피부가 변한다는 것을 배웠다. 그렇기 때문에 그보다 더 오래된 물품을 갖고 있다면, 이제 더 이상 당신에게 맞지 않을 수도 있다. 그렇지만 적어도 한 달에 한 번은 착용하고 있고 착용감도 좋다면 그걸로 만족할 수 있다. 처음 옷장 정리를 시작했을 때 얼마나 많은 옷들이 실제보다 더 좋게 보이는지 무척 놀랐다. 따라서 자신에게 솔직해지자. 만약 다른 의견이 필요하다면 가족이나 당신의 팀에 물어보라.

세 번째 실행 단계 : 즉시 방출

- 기부한다.
- 이베이, 위탁 판매점, 크레이그리스트 또는 차고 세일로 판매한 뒤, 그 돈으로 좋아하는 물건을 새로 구입한다.
- 가족, 친구 또는 팀원들과 교환한다!

여전히 당신에게 사랑받는 물품들은 재배치하거나 다시 꾸밀 수 있다. 이것 역시 내가 가장 좋아하는 일 가운데 하나다. 왜냐하면 우리 집의 새로운 곳, 또는 다른 장소로 물건들을 옮겼을 때, 쇼핑해서 새로운 물건들을 실제로 들여놓은 것 같은 기분이 들었기 때문이다!

결핍된 정신력은 당신을 결핍 상태에 둘 것이다

당신의 삶과 당신 자신을 둘러싸고 있는 에너지를 다시 창조할 때, '적을수록 많다!'는 것은 사실이다. 여기서의 목표는 사랑하는 것들로만 둘러싸여 기분을 좋게 만드는 것이다! 만약 당신이 정신력이 부족하다는 것을 발견한다면(즉, 당신이 그것을 대체할 물건이 없다고 생각하여 정리하기 두려워하는 것), 다음과 같이 말함으로써 즉시 그 생각을 지워라.

**"내가 필요로 할 때 필요한 것이 무엇이든지 나에게
제공하는 절대자를 믿고 신뢰한다."**

또는

**"나는 이제 이 물건들을 쉽게 놓아줄 수 있고,
절대자는 내가 정말로 필요로 하고 원하는 것으로
바꾸어 준다."**

이 기간에는 주변 중에서도 특히 당신의 집에서 긍정적인 에너지가 흐르도록 하는 것이 중요하다. 지금은 부정적이거나 제한된 사고나 부족

함에 대한 걱정으로 이 에너지를 차단할 때가 아니다. 기억하라. 이것이 처음에 당신이 정신적으로, 육체적으로 또는 에너지적으로 갇혀 있던 방식이다. 사용하지 않는 물건이나 더 이상 에너지적으로 맞지 않은 물건을 방출하는 것은, 기적을 향한 다음 단계로 가는 가장 빠른 길이자 가속제이다!

또한 물품을 기부하는 것은 그것을 팔 때보다, 다른 방법을 통해 더 많은 돈을 가져온다는 사실도 알 수 있었다! 직접 시도해 보길 바란다.

이제 나는
나의 건강한 삶에서
모든 부정적인 것들을
청산하고 삭제한다!

나는 이제
새것을 맞아들이기 위해
옛것들을
힘들이지 않고 쉽게
떠나보낸다!

GOD

당신과 친구가 훌륭한 레스토랑에 있다고 상상해 보자. 요리사는 GOD(Good Old-Fashon Diner)라고 불리며, 먹고 싶은 맛있는 요리를 만드는 것으로 유명하다. 웨이트리스가 주문을 받으러 테이블로 다가와서 묻는다. "오늘 저녁은 GOD가 당신을 위해 뭘 만들어 드릴까요?"

그러자 당신은 "그분이 만드는 최고의 채식 버거가 좋겠어요."라고 대답한다.

친구는 이렇게 대답한다. "나는 그분의 특별한 것이라면 뭐든지 좋아요."

"네, 문제없어요. 즐겁게 한 잔 하고 계시면, 잠시 뒤에 음식을 가져올게요."라고 웨이트리스가 물러간다.

5분 뒤……

당신은 궁금해지기 시작한다. '아까 웨이트리스에게 채식 버거라고 말했었나? 아니면 그냥 햄버거라고 말했나? 나는 새로운 채식주의자인데 그 말을 했는지 안 했는지 모르겠네. 그냥 햄버거를 가져와 버리면 먹을 수 없을 테니, 웨이트리스를 불러 물어봐야 할지도……."

앉아서 10분 동안 더 궁금해 한다.

그리곤 마침내 미안한 것보다는 안전한 것이 낫겠다고 판단하여 고개를 이리저리 돌려 웨이트리스를 찾지만 보이지 않는다. 결국 자리에서 일어나 레스토랑 안을 돌아다니며 그녀를 찾아보지만 발견할 수가 없다.

15분 뒤……

당신은 주방으로 들어가서, 자신이 주문한 버거가 정확히 무엇인지 요리사인 GOD에게 확인하기로 한다. 당신이 주방 문을 막 열려고 할 때, 친구가 와서 앉으라고 손을 흔드는 모습이 보인다. 당신은 테이블로 돌아가면서 원하는 대로 이미 저녁 식사가 제공되고 있음을 알게 된다. 친구는 당신의 채식 버거가 15분 동안 테이블에 놓여 있었다고 말한 뒤, 약속이 있어서 떠나야겠다고 설명한다. 일어나면서 그녀는 자신이 먹어 본 저녁 식사 중 최고였다고 말한다!

당신은 마침내 저녁을 먹기 위해 자리에 앉았고, 그것은 지금까지 먹어 본 버거 중에서 가장 맛있는 채식 버거라는 것을 알게 된다. 안타깝게도 음식은 차갑게 식었고, 당신은 자리에 혼자 앉아 있다.

이제 깨달았겠지만……

당신은 자신과 웨이트리스, 심지어 GOD조차 믿지 못했다. 그렇기 때문에 친구와의 즐거운 저녁을 놓치고 말았다.

이제 알겠지만……

친구와 함께한 저녁 식사는 당신의 삶에서 가장 중요한 것이 무엇인지 나타낸다.

웨이트리스는 당신의 기도, 당신의 모든 욕망과 요구를 당신의 절대자에게 청원할 수 있음을 나타낸다.

GOD은 당신의 삶을 통제하려 하지 않고, 당신의 믿음과 당신이 받을 수 있음을 나타낸다. '당신을 기다리는 기적'의 마법은, 삶의 빛을 향하여 매일 다가가려는 의도적인 힘 또는 기분 좋아지고, 건강하고, 행복하고, 번영하고, 사랑하게 만드는 아이디어에 의존한다. 그 대신 삶의 어두운 부분(우울, 질병, 두려움, 부족, 고통, 절망, 완벽), 당신을 기분 나쁘게 하거나, 중요하지 않거나 충분히 좋지 않은 아이디어들을 무시한다.

이렇게 함으로써 당신은 자신만의 힘을 되찾고, 자신의 삶에 운명

지어진 강력한 창조자가 된다!

**너희가 기도할 때에 믿고 청하는 것은
무엇이든지 다 받을 것이다.**

– 마태오 복음서(21, 22)

만약 아직 기적을 받지 못했다면?

이 책의 모든 실행 단계를 완료했고, 수행해야 할 영역이 더 있거나 내면의 전환을 믿고 받아들이는 데에, 원하는 만큼 가깝지 않다고 생각하면 다음 사항을 고려해 본다.

- 자신의 삶이나 결과에 대해 너무 미세하게 관리하려 할 경우(즉 절대자나 기도에 대한 응답 또는 기적을 자신이 원하는 특정한 방식으로 보거나 나타나기를 기대), 그것은 너무 구체적일 수 있다.

- 당신은 인생에서 현실이 되기를 바라지 않는 것을 준비하거나 확인함으로써, 자신을 방해하고 있을지도 모른다.

- 제3장의 '새로운 이상적 삶의 비전'에 정말로 관심이 있는지 자문해 보라. 또는 '진정으로 원하는 것이 너무나 터무니없거나 달성하기 어려운 것처럼 보이고, 내가 정말로 바람직한 목표를 세운 것이 맞을까?'라고 자신에게 물어보라.

만약 그렇다면,

심호흡을 한 다음 모든 근심과 걱정, 통제를 정신적으로 방출하기 위해 숨을 뿜어내라. 그리고는 절대자에게 접속하여, 다음 최고의 단계에 대한 안내를 요청하라!

그리고 만약 안내를 받았다면, 이 책을 다시 읽고 더 깊은 수준의 전환을 활성화하거나 삶의 새로운 영역을 변화시켜라. 또 이 기적의 변화 과정에서 서로에게 힘을 실어 줄 새로운 팀을 찾아 처음부터 다시 시작하라.

그런 다음, 당신을 기다리던 기적을 받기 위해, 마음과 영혼을 다해 믿을 것이라고 자신에게 약속하라! 그리고 당신의 이상적인 삶이 그것에 달려 있는 것처럼 행동 단계를 수행할 것이다. 왜냐하면 그렇게 해야 하기 때문이다!

마치면서

만약 언제라도 의구심이 들고 혼자라고 느낀다면, 부디 혼자가 아니라는 것을 알아 두길 바란다. 나는 필요로 하는 사람은 누구나 이 책을 발견하기를 바라는 마음으로 글을 썼다. 경험을 통해 삶이 쉽지 않다는 것을 알 수 있었지만, 장애물을 극복하고, 개선하고, 그 과정을 따라 약간의 기적을 불러오는 것은 가능하다는 것도 알 수 있었다.

기억하라. 한때 나는 '내 영혼 깊은 곳에 비밀을 가지고 있었다.' 한때는 어둠과 깊은 우울 속에서 살았다. 한때는 건강하고, 가볍고, 밝고, 긍정적인 공동체가 필요했지만 그것을 발견할 수 없었다. 이것이 내가 내면의 안내를 받기 위해 페이스북에 커뮤니티 「당신을 기다리는 기적」을 만든 이유이다. 그곳은 오로지 긍정적인 것과 사랑만으로 여러분의 길을 가게 해 주는 안전한 장소이며, 다른 선택지가 없기에 기적을 믿는 사람들과 함께하는 장소이다.

'내 영혼의 여행'을 이해하고, 여러분에게 나를 이끌어 준 이 책을 만들기까지 20년이 걸렸다. 내 마음 깊은 곳에서 여러분을 믿고 있으며, 여러분에게 경이로운 변화된 삶을 받을 수 있는 능력이 있다는 것을 믿고 있다!

기적을 불러 옴으로써 여러분의 인생을 재조정하는 데 도움이 될 마지막 확언을 남기려고 한다!

당신의 길에 사랑과 축복을 보낸다.

— 버나데트 로데바흐

빛을 활성화하는 방법

여러분의 삶에서 더 많은 빛을 원할 때, 기분 좋게 하는 모든 것들을 자주 생각하길 바란다. 그리고 그런 생각과 꿈과 희망을 향해 이야기하며 나아갈 방법을 찾아라(최소한 그렇게 하려고 해야 한다).

이것은 인생의 가장 어두운 순간에 특히 중요하다. 어둠이 여러분을 압도하도록 내버려 두지 마라. 그렇게 결정하는 순간 여러분의 내면에선 빛이 활성화되고, 어둠의 터널을 밝히는 등불이 되어, 여러분의 꿈과 희망, 기도에 대한 응답, 기적을 불러 그것이 여러분을 발견할 수 있기 때문이다.

"나는 내 인생의 모든 면에서 기적의 자석이다."

– 나를 기다리는 기적

버나데트 로데바흐에 대해

버나데트 로데바흐(Bernadette Rodebaugh)는 작가이자 코치이며 '기적 신학자'로, 여러분의 삶에 있어서 '미라클 마그넷(MIRACLE MAGNET)'을 인도하고 상기시켜 주는 사명을 지니고 있다. 버나데트는 자신의 개인적인 경험을 통해 기적이 내면의 직업이라는 것을 알게 되었다. 그러나 사람들이 저마다 자신의 삶에 기적을 불어넣으려면, 기적을 먼저 믿고 보아야 한다는 사실 또한 깨달았다. 사람들에게 기적을 알려 주기 위해 그녀는 전문적이고 개인적인 코칭, 워크숍 및 마스터 마인드 그룹에서 일상적인 도구들을 가르친다. 또한 직관적이며, 여러분이 찾고 있는 기적을 향한 최선의 다음 단계로 안내하기 위해 여러분 자신의 내부 안내 시스템을 사용하는 방법을 가르쳐 준다. 그녀의 가르침은 특정 종교에 얽매이지 않기 때문에, 영성이나 신념 체계에 관계없이 누구나 활용할 수 있다.

버나데트는 헤어스타일리스트로 일하던 23년간, 얼마나 많은 사람들이 자신의 고민을 털어놓고 공유하고 싶어 하는지를 알고 놀랐다. 또한 사람들이 자신의 외모, 머리카락 또는 다른 피상적인 특성만 바꾸어도 그들의 삶 자체가 달라진다는 사실을 깨달았다. 그녀는 신체적인 변화가 올바른 관계, 좋은 직업 등을 끌어들일 수 있다고 믿고, 사람들이 신체적인 변화를 일으킬 수 있도록 도왔다. 또한 직관에 의거하여,

사람들이 자신의 삶에서 바꾸고자 하는 진짜 문제에 대한 '최선의 다음 단계'를 발견하는 데 도움이 될 신성한 지침과 도구를 제공해 왔다.

버나데트는 헤어스타일리스트에서 은퇴한 뒤, 기적 코치(Miracle Coach)가 되어, 사람들이 내면에서 외부로, 스스로 노력하고 더 오래 지속되고 건강한 변화를 일으키도록 동기부여를 하고 있다.

버나데트는 남편과 아들, 그리고 구조된 핏불과 함께 콜로라도 주 그랜드 정션에 살고 있다. 헌사에서 언급했듯이, 그녀의 다른 개 듀크는 이 책을 편집하는 동안 죽었다. 버나데트는 여전히 하트 모양의 돌을 모으고 있으며, 사람들이 혼자가 아니라 사랑받고 있음을 상기시키기 위해 수집한 돌마다 긍정적인 치유의 확언을 그려 넣고 있다. 그리고 그 돌을 판매한 수익금을 정신 건강 단체와 동물 구조 단체에 기부하고 있다. 버나데트는, 정신적으로 또는 다른 건강상의 문제를 가진 사람과 동물이 짝을 이룰 때, 동물의 무조건적인 사랑이 치유의 분위기를 만들어 낸다고 진심으로 믿고 있다. 물론 누가 누구를 구하는지에 대해선 논쟁의 여지가 있다!

자세한 내용은 www.bernadetterodebaugh.com에서 확인하기 바란다.

버나데트 로데바흐에 대해

계속되는 경이로운 변화

버나데트는 2021년에 다음과 같은 내용을 포함한 삶의 특정 영역에서 기적적인 결과를 도출할 수 있도록 지원하는 「나를 기다리는 기적」 시리즈 후속작과 오라클 카드를 출시할 예정이다. 각 카드는 인생의 특정 영역에서 경이로운 결과를 창출하는 데 도움이 될 수 있게 제작되었고, 다음을 포함하고 있다.

- 건강
- 부
- 삶의 목적
- 사랑과 관계

그녀가 추가적으로 제공하는 것으로는 다음의 것이 있다.

- 개인 또는 단체를 위한 기적 코칭
- 60~90분간의 직관적인 읽기
- 「나를 기다리는 기적」 시리즈를 위한 마스터 마인드 그룹
- MBTI 개성 평가
- 원형 평가
- 직관적인 독서를 통한 영혼의 목적 청사진

정보를 더 얻고 싶다면 다음의 웹사이트를 방문하기 바란다.

TheMiracle-ologist.com

Miracles@BernadetteRodebaugh.com

계속되는 경이로운 변화

감사의 글

내가 나 자신을 믿지 않았을 때에 나를 믿어 준 부모님께 감사드립니다.

남편이 없었다면 이 책은 세상에 나오지 못했을 것입니다. 그는 나의 이상적인 삶의 비전, 사업 및 이 책과 관련하여 가능한 모든 방법으로 지원해 주었습니다. 나 자신을 믿고, 항상 대담하게 꿈을 꾸며 변명하지 않는 법을 보여 주어 감사합니다. 당신은 나의 영웅이자 천사입니다. 감사합니다!

나의 아들 제이든, 의심할 여지없이 너와 나는 이번 생애 동안 서로를 선택했다는 것을 안다! 너의 탄생은 나에게 삶의 모든 영역에 대해 나 자신과 더 높은 권능에게 더 많은 것을 요청하도록 영감을 주었단다. 네가 내 삶의 일부인 것만으로도 내 영혼의 어두운 밤을 헤쳐 나갈 수 있었단다. 고마워!

베나와 콘디 이모는 나의 또 다른 엄마가 되어, 내 인생에서 가장 암울한 시기에 나를 도와주었어요. 감사합니다. 설거지를 하고 빨래를 도와주고, 건강에 문제가 있는 초보 엄마인 나를 압도하던 모든 것들이, 나에게 세상의 모든 변화를 가져왔다는 것을 알아주세요! 그 모든 것들이 내가 더 나아질 수 있도록 이상적인 삶에 집중하는 데 도움이 되었고, 마침내 이 책을 쓸 수 있었습니다!

엄마는 내가 알고 있는 사람 중에 가장 열심히 일하는 여성입니다! 경기 침체기에 사업과 경력을 쌓을 수 있도록 도와주고, 나의 천사가 되어 주셔서 감사합니다! 나는 당신이 내가 기도한 기적 가운데 하나입니다! 전화를 받아 주어서 감사합니다!